어르신을 위한 인지 능력 향상 워크북

아이 두 腦 -

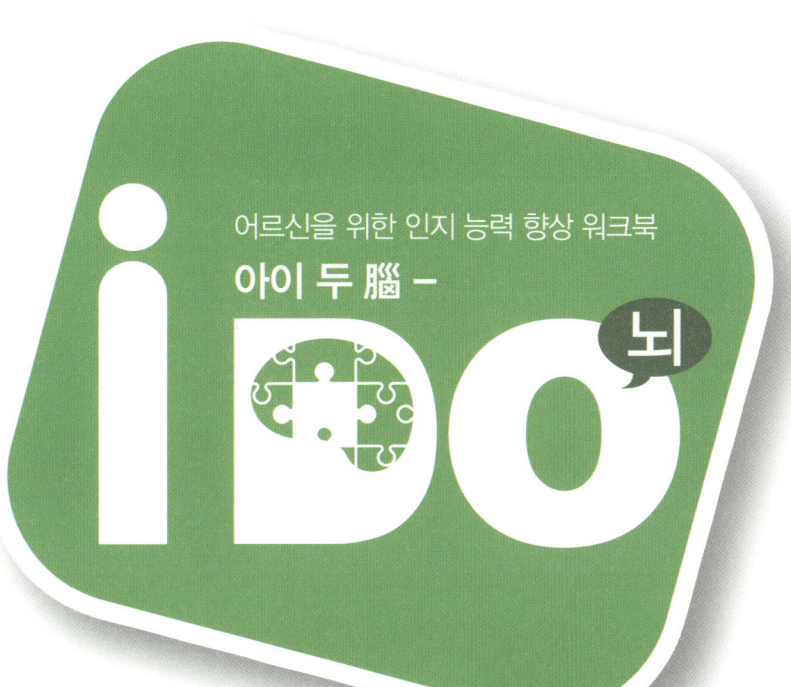

"이야기와 함께하는 시니어 두뇌훈련"

① 춘향전

기탄출판

머리말

　노인 시설에 방문해 보면 우두커니 허공을 바라보고 계신 어르신들을 쉽게 만날 수 있습니다. 강사가 진행하는 일주일에 단 몇 시간의 프로그램으로는 어르신들이 매일매일 구체적으로 활용하기에 부족함이 많습니다. 실제로 많은 관계자들이 체계적이고 전문적인 프로그램이 필요하다고 생각하고 있습니다.
　시설에 계신 어르신들의 인지 능력에 맞는 매일 학습 프로그램을 고민하던 중, 현장에서 실제로 활용했던 전통 놀이 프로그램 가운데 옛이야기를 중심으로 한 인지 활동 프로그램을 워크북 형태로 구성하게 되었습니다. 기억은 희미하지만 오랜 세월에 걸쳐 익숙해진 〈춘향전〉과 같은 옛이야기는 인지 활동을 하는 데에 적합하기 때문입니다.

　이 책은 치매를 겪고 계신 어르신의 특성과 상황에 맞춘 다양하고 체계적인 활동들로 구성되었습니다. 이는 어르신의 인지 기능을 유지하고 향상하도록 도울 것입니다. 그동안 수준에 맞지 않는 어려운 학습지를 접하며 절망감을 느껴야 했던 어르신부터, 유아용 학습지를 사용할 수밖에 없어서 흥미를 느끼지 못했던 어르신까지, 이 책을 통해 색다른 재미를 맛보게 될 것입니다.
　또한 이 책은 옛이야기의 흐름에 따라 그림을 한 장 한 장 색칠하고 문제를 풀어 보도록 구성되었습니다. 이러한 활동은 치매 증상을 겪고 계신 어르신이 희미해진 기억을 떠올리는 데에 도움을 줄 것입니다. 그리고 두뇌 활동을 활발하게 함으로써, 인지 사고 기능을 유지하고 향상시키는 데에 자극 매개가 될 것입니다.
　뿐만 아니라 이와 같은 인지 활동 프로그램을 꾸준히 진행하는 것은 정서적인 안정감과 만족감을 얻고 의사소통을 원활하게 하는 데에 큰 도움이 됩니다.

　〈춘향전〉을 시작으로 하여 〈흥부전〉, 〈심청전〉 등 다양한 옛이야기들로 시리즈를 구성해 나갈 계획입니다. 그리고 어르신의 상태에 따라 경도 인지 기능 감퇴와 중등도 인지 기능 감퇴에 따른 프로그램도 분류하여 진행할 예정입니다.
　이 프로그램이 치매를 겪고 계신 어르신과 가족들, 그리고 현장에서 애쓰시는 각 기관의 관계자분들에게 쉽고 재미있게 활용할 수 있는 안내서가 되었으면 하는 간절한 바람입니다. 무엇보다 치매 어르신들이 행복한 삶을 영위하시는 데에 작은 도움이 되었으면 합니다.

저자　신혜원

|〈춘향전〉 줄거리|

　전라도 남원에 사는 퇴기 월매는 양반인 성 참판과의 사이에서 춘향이라는 아름다운 딸을 낳았습니다. 춘향은 자라면서 미모가 빼어나고 시서에도 능하게 되었습니다.
　어느 봄날, 남원 부사의 아들 이몽룡은 방자를 데리고 광한루에 올라 경치를 보며 시를 읊다가 멀리서 아름다운 처녀가 그네 뛰는 모습을 보게 되었습니다. 그 처녀는 바로 춘향이었습니다.
　춘향에게 한눈에 반한 몽룡은 방자를 통해 '오늘 밤 춘향의 집에 찾아가겠다'라는 말을 전했습니다. 그리고 밤이 되자 몽룡은 방자를 앞세워 춘향의 집을 찾아가서 월매에게 춘향을 향한 열렬한 사모의 정을 말했습니다. 그날 밤으로 춘향과 몽룡은 백년해로의 굳은 약속을 한 뒤 날마다 사랑을 속삭였습니다.

　얼마 후 몽룡은 부친을 따라 한양으로 상경할 수밖에 없는 상황이 되었습니다. 이에 몽룡은 춘향을 찾아가 후일을 기약하고 작별의 눈물을 흘렸습니다. 그리고 춘향은 몽룡을 한양으로 떠나보내고 반가운 소식이 오기만을 날마다 고대하며 지냈습니다.
　남원 부사로 새로 부임한 변학도는 호색가로, 정사는 돌보지 않고 기생들부터 살폈습니다. 그리고 절세가인 춘향의 소문을 듣고는 관원들을 시켜 춘향을 데려오도록 하였습니다.
　변 사또는 춘향에게 수청을 강요했으나 춘향은 죽음을 각오하고 이를 거절했습니다. 이에 크게 노한 변 사또는 춘향을 모질게 고문하고 옥에 가둔 뒤, 다가오는 자신의 생일잔치에서 마지막까지 수청을 거절하면 처형하기로 했습니다.

　한편 한양으로 올라간 몽룡은 열심히 공부하여 과거에 장원 급제하고, 암행어사가 되어 전라도로 내려오게 되었습니다. 몽룡은 하루빨리 춘향을 만나고 싶어서 곧바로 남원으로 향하던 중 춘향의 처지를 듣게 되었습니다. 자신의 신분을 숨기기 위해 거지 차림을 한 몽룡은 먼저 월매를 만난 뒤 옥에 갇힌 춘향도 만났습니다. 춘향은 거지 차림을 한 몽룡을 걱정하며 눈물을 흘렸습니다.

　드디어 변 사또의 생일이 되었습니다. 여러 고을의 벼슬아치들과 양반들이 다 모이고 성대한 잔치가 벌어졌습니다. 그리고 변 사또는 춘향을 데려다 마지막으로 고문을 하며 수청을 강요했습니다. 바로 그 순간 "암행어사 출두야!" 하고 외치는 소리가 나더니 몽룡이 나타났습니다. 순식간에 잔치는 아수라장이 되었습니다. 몽룡은 변 사또를 파직하고 춘향과 감격적으로 다시 만나게 되었습니다.
　그 후 몽룡은 춘향 모녀를 한양으로 데려가고, 춘향은 절개를 인정받아 정렬부인이 되었습니다. 그리하여 둘은 삼남 이녀를 낳고 오래오래 행복하게 잘 살았습니다.

이 책에 대하여

○ 대상
가정 또는 시설에서 돌봄을 받는 경도~중등도 치매 어르신들을 대상으로 하였습니다.
중증 환자라도 이야기를 이해할 수 있거나 의사소통이 가능한 경우 참여할 수 있습니다.

○ 진행 요령
- **수용합니다** – 인지 기능이 떨어지고 문제 행동이 있는 상태 그대로를 인정하고 좋아한다는 메시지를 보냅니다. 지적하거나 주의를 주지 말고 수용하는 태도로 친밀감을 형성합니다.
- **공감합니다** – 눈을 맞추며 이야기를 들어 줍니다. 맞지 않는 이야기를 할 때에도 일단 공감하는 반응과 표현으로 자신이 받아들여졌음을 알게 합니다.
- **칭찬합니다** – 자랑스러워하는 부분을 칭찬하면 환자의 마음을 여는 데에 큰 도움이 됩니다. 칭찬할 거리를 찾아서 칭찬하면 치료자를 내 편으로 인정하여 참여도가 높아집니다.

○ 활용 방법
- 하루에 두 페이지, 매일 30~40분씩 꾸준히 진행합니다.
- 매일 활동을 시작할 때 날짜와 이름을 써 봅니다. 날짜와 이름을 기억하지 못하거나 글씨를 쓰지 못하는 경우, 큰 소리로 말해 보도록 도와 드리고 자존심이 상하지 않도록 조심스럽게 써 드립니다.
- 이 책을 시작할 때 전체의 줄거리를 쉽고 재미있게 들려 드립니다. 시청각 도구를 활용하면 집중도가 높아지고 흥미가 유발되어 참여도를 높일 수 있습니다.
- 매일매일 바로 전날의 활동 내용을 되새기며 이야기의 흐름을 연결시켜 봅니다. 이야기의 반복적인 경험은 어르신이 안심할 수 있는 환경을 제공하고, 그날의 활동을 재미있게 풀어 나갈 수 있는 자극이 됩니다.
- 문제를 풀 때는 서두르지 않고, 어르신이 스스로 천천히 풀어 가도록 도와 드림으로써 만족감과 성취감을 느낄 수 있도록 합니다.
- 한 권을 마친 뒤에는 처음부터 그림들을 훑어보며 이야기를 다시 한 번 만들어 보도록 합니다.

색칠하기 활동 tip!
- 색칠하기를 망설이는 분들은 옆에서 자극을 주며 도와 드리고, 중간에 포기하려는 분들은 지속적인 칭찬을 하여 끝까지 완성하도록 합니다.
- 색칠이 선 밖으로 삐져나오는 것에 대해 지나치게 신경 쓰거나 불안해하지 않도록 합니다.
- 밑그림이 잘 보이지 않아 선을 무시하고 칠하는 경우, 선을 두껍게 표시해 드립니다.
- 처음 고른 한 가지 색으로 전체를 칠하는 경우, 다양한 색을 사용하도록 권해 드립니다.

_____년 _____월 _____일 _____요일 이름 _____

✏️ 〈춘향전〉에 나오는 두 주인공의 이름을 말해 보세요.

✏️ 주인공의 이름을 예쁘게 색칠해 보세요.

성춘향
이몽룡

✏️ 아래 이야기를 잘 읽고 '춘향'이라는 이름이 나올 때마다 박수를 쳐 보세요.

> **춘향**은 향단과 함께 광한루로 나들이를 갔습니다.
> **춘향**은 그네에 사뿐히 올라서서 발을 구르기 시작했습니다.
> **춘향**이 그네를 타고 공중으로 올라가자 **춘향**의 색색 고름이 휘날렸습니다.
> **춘향**의 고운 모습을 본 몽룡은 어질어질했습니다.
> "저기 보이는 것이 무엇이냐?"
> 몽룡은 방자에게 물었습니다.
> "이 고을 기생 월매의 딸 **춘향**입니다."
> 방자가 대답했습니다.

✏️ '춘향'이라는 이름이 모두 몇 번 나오는지 빈칸에 숫자를 써 보세요.

_____ 번

년   월   일   요일 이름

✏️ **춘향의 모습을 예쁘게 색칠해 보세요.**

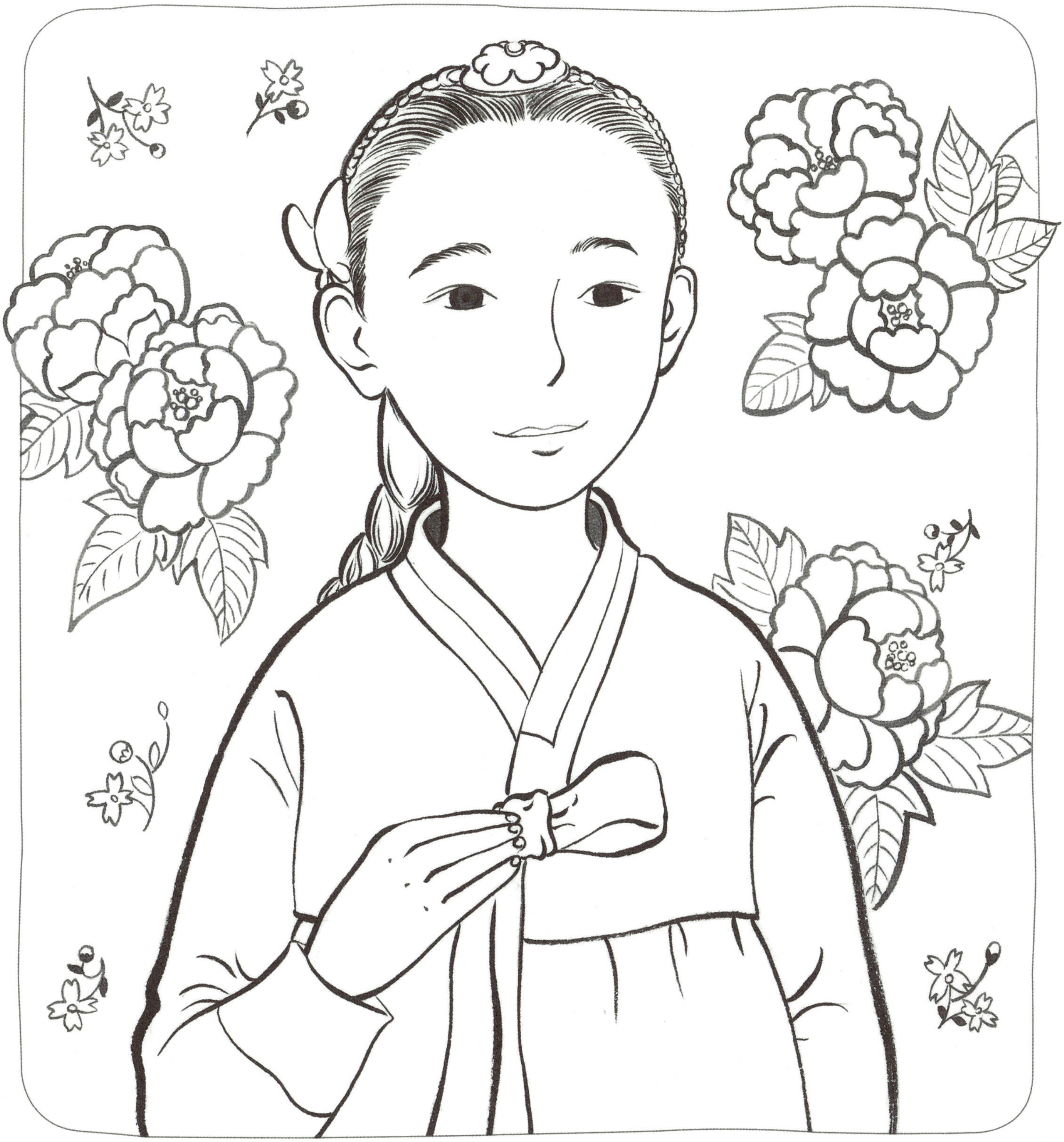

✏️ 춘향과 몽룡은 어느 계절에 만났는지 말하고 빈칸에 써 보세요.

_____

✏️ '봄'과 관련된 낱말을 아래에서 모두 찾아 ○ 해 보세요.

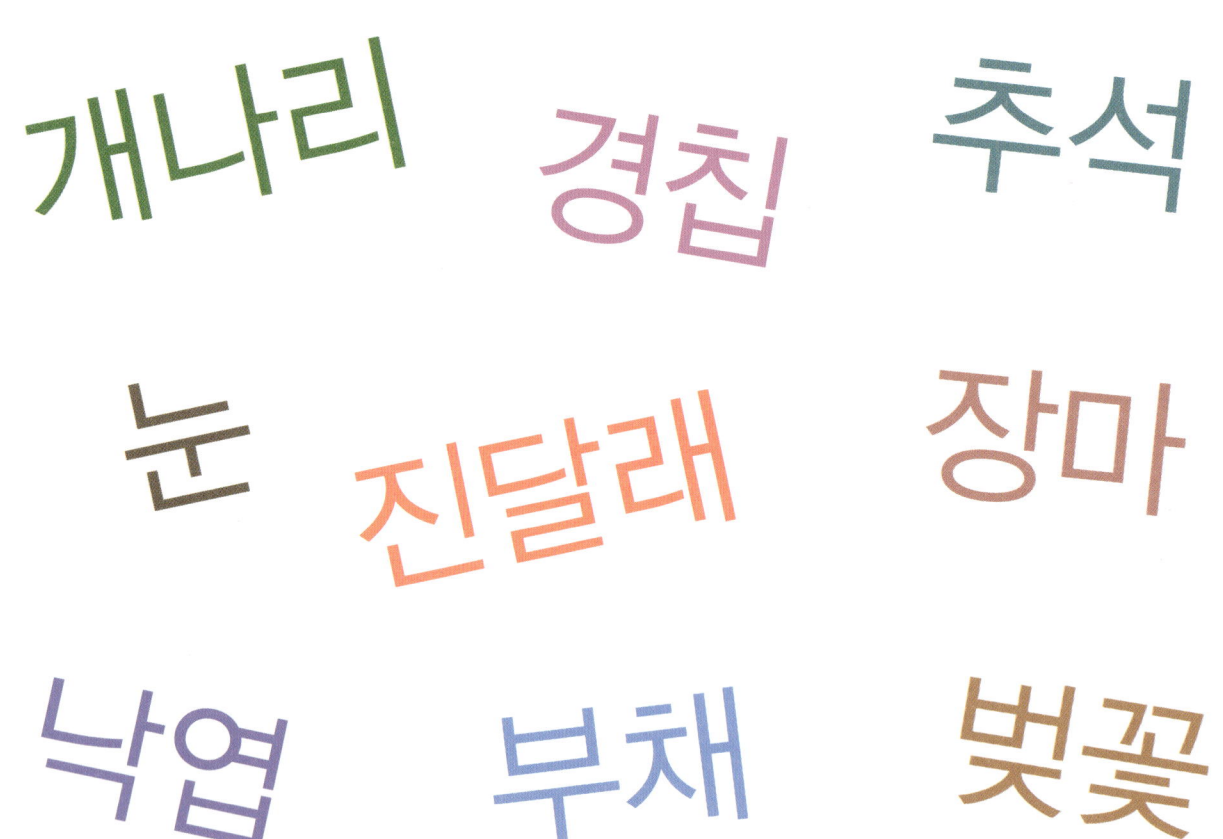

✏️ '여름'과 관련된 낱말을 모두 찾아 △ 해 보세요.

✏️ '가을'과 관련된 낱말을 모두 찾아 □ 해 보세요.

       년   월   일   요일 이름

🖍 몽룡의 모습을 예쁘게 색칠해 보세요.

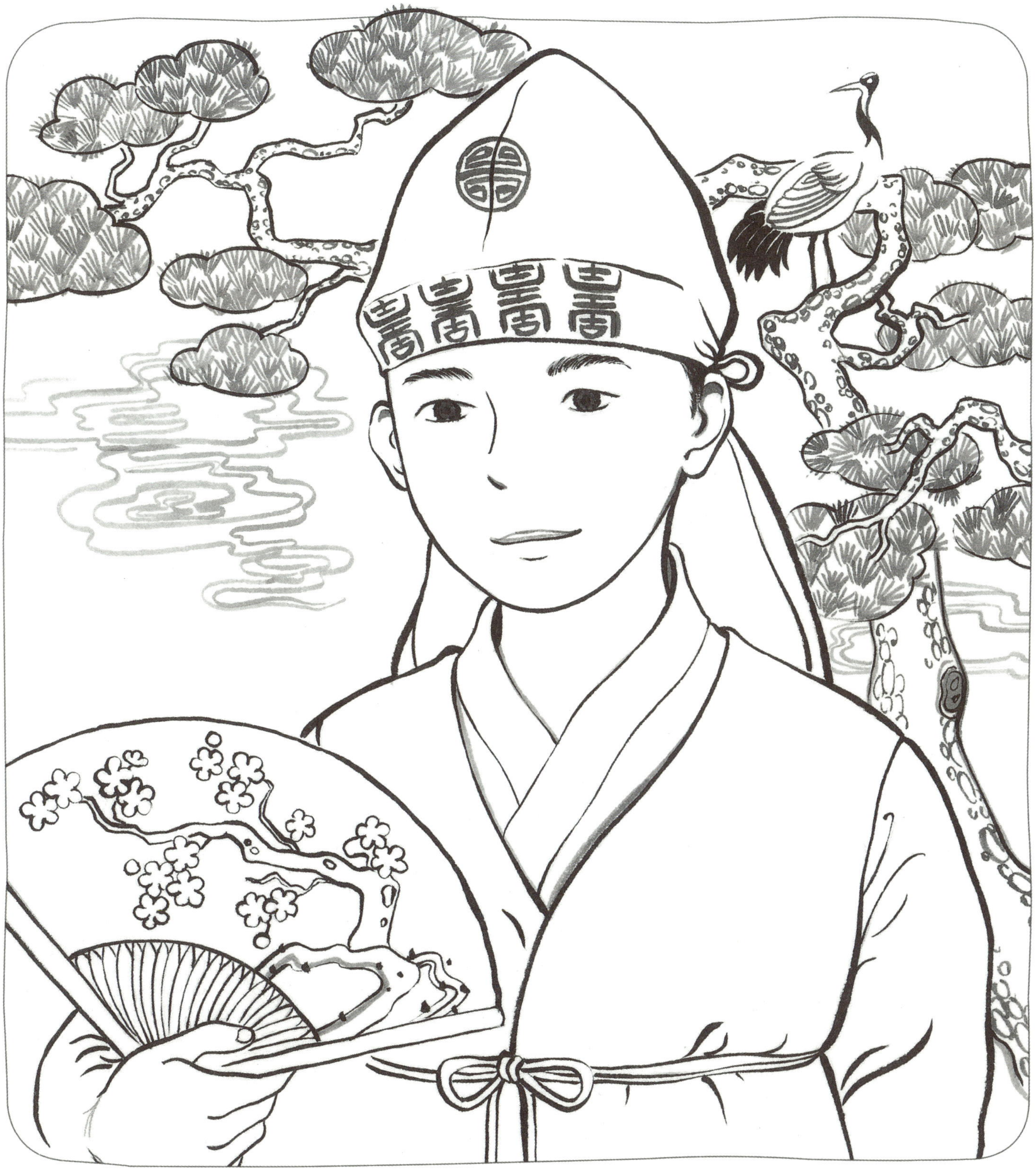

9

✏️ 〈춘향전〉의 주인공은 춘향과 몽룡 두 사람이에요. 숫자 '2'를 아래에서 모두 찾아 ◯ 해 보세요.

4	2	7	8	2
1	3	2	4	2
8	2	9	6	3
1	8	2	5	2

✏️ '2'는 모두 몇 개인지 빈칸에 숫자를 써 보세요. _____ 개

✏️ '2보다 1 큰 수'를 모두 찾아 △ 해 보세요.

✏️ '2보다 1 작은 수'를 모두 찾아 ☐ 해 보세요.

4

년 ________ 월 ________ 일 ________ 요일 이름 ________

아래에서 춘향이 사용하던 빗을 모두 찾아 예쁘게 색칠해 보세요.

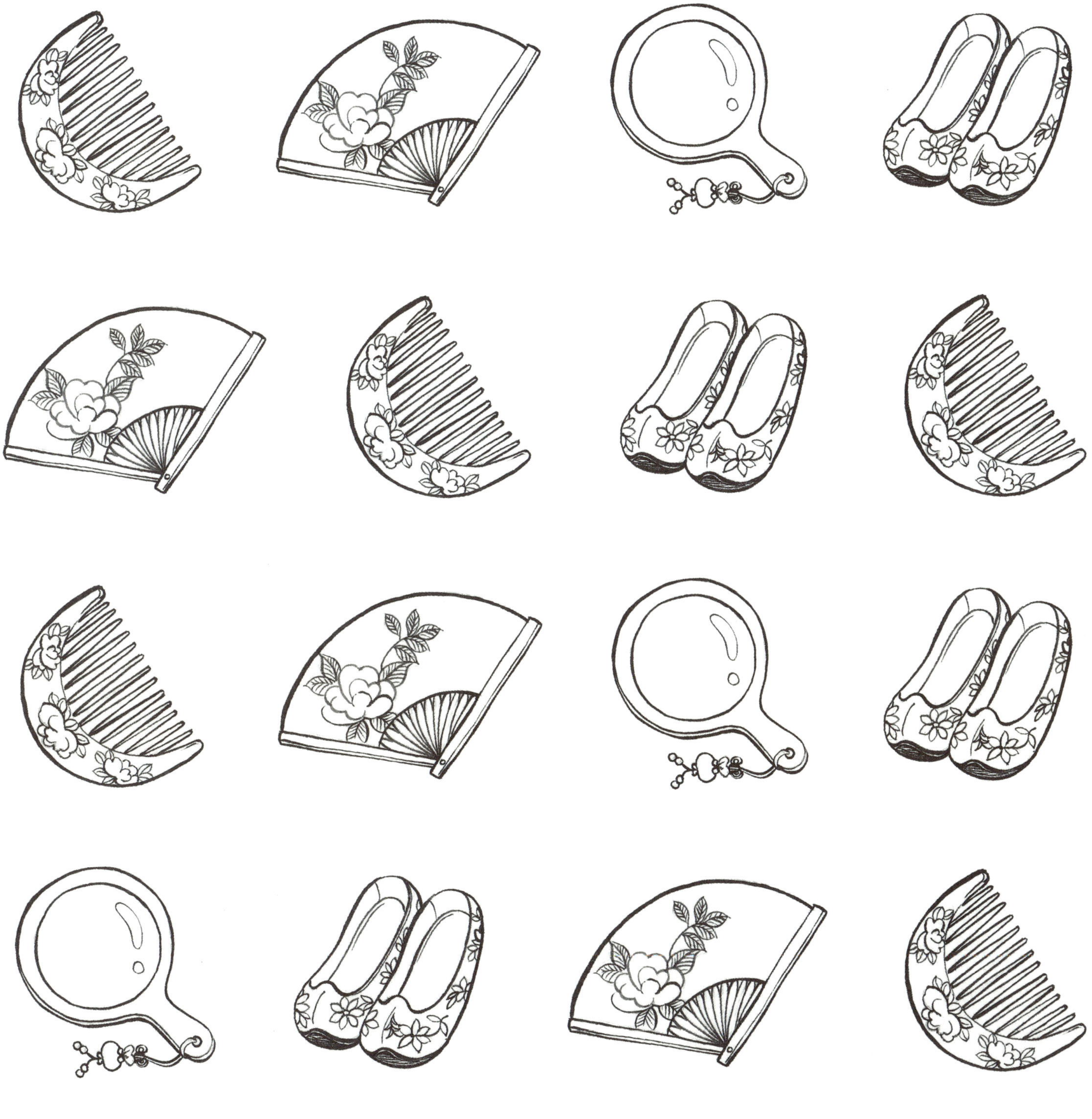

빗은 모두 몇 개인지 빈칸에 숫자를 써 보세요. ________ 개

4

✏️ 춘향과 몽룡이 처음 만났을 때 춘향의 나이는 16세였어요. 점선을 따라 1부터 16까지 숫자를 써 보세요.

1	2	3	4
5	6	7	8
9	10	11	12
13	14	15	16

✏️ 위의 숫자들을 큰 소리로 읽어 보세요.

✏️ 거꾸로 16부터 1까지 큰 소리로 읽어 보세요.

____ 년 ____ 월 ____ 일 ____ 요일 이름 _____

✏️ 아래에서 몽룡이 사용하던 부채를 모두 찾아 예쁘게 색칠해 보세요.

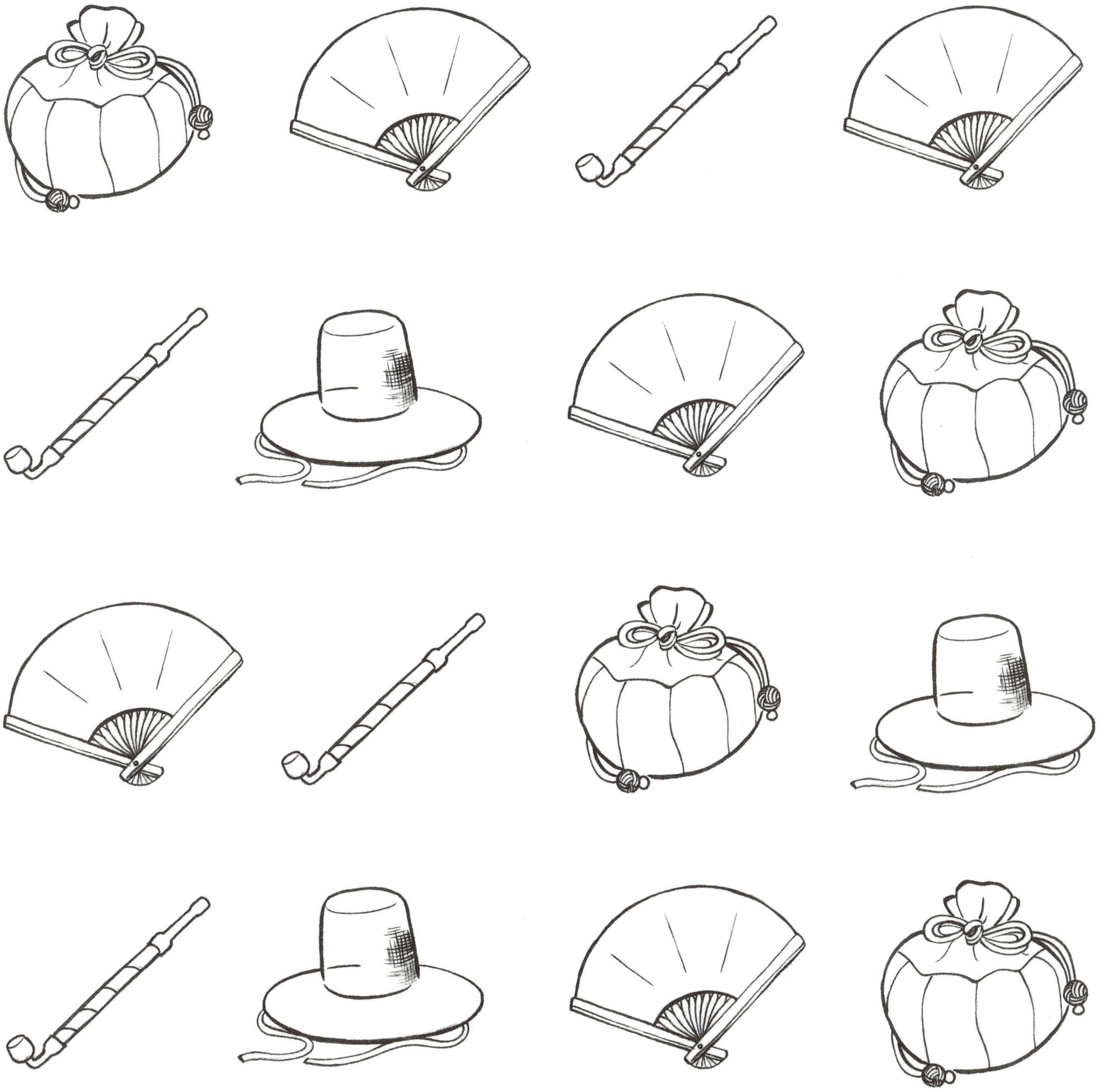

✏️ 부채는 모두 몇 개인지 빈칸에 숫자를 써 보세요. _____ 개

✏️ 춘향과 몽룡은 곶감 6개를 가지고 나들이를 갔어요. 아래 물음에 답해 보세요.

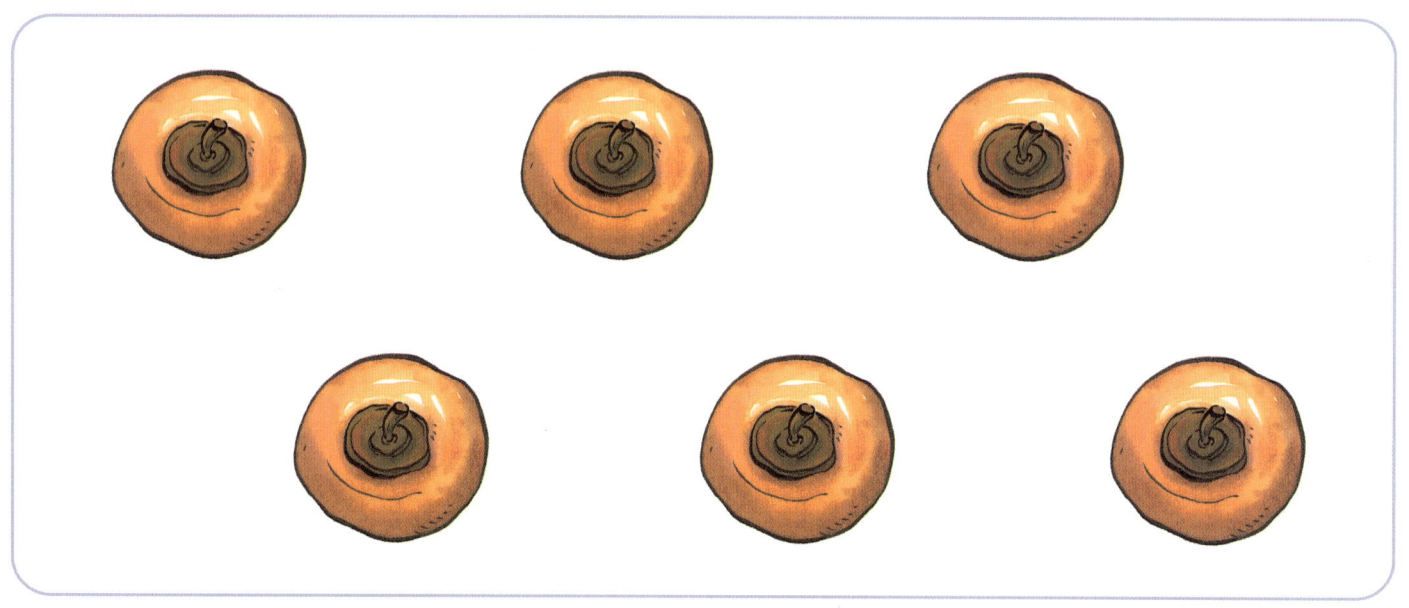

✏️ 두 사람이 곶감을 똑같이 나눠 먹으려면 각각 몇 개씩 가져야 할지 그 수만큼 빈칸에 ○를 그리고 숫자를 써 보세요.

춘향 _____ 개

몽룡 _____ 개

년 월 일 요일 이름

춘향과 몽룡이 처음 만난 곳은 남원의 광한루예요. 춘향과 몽룡이 광한루로 가는 길을 각각 선으로 연결해 보세요.

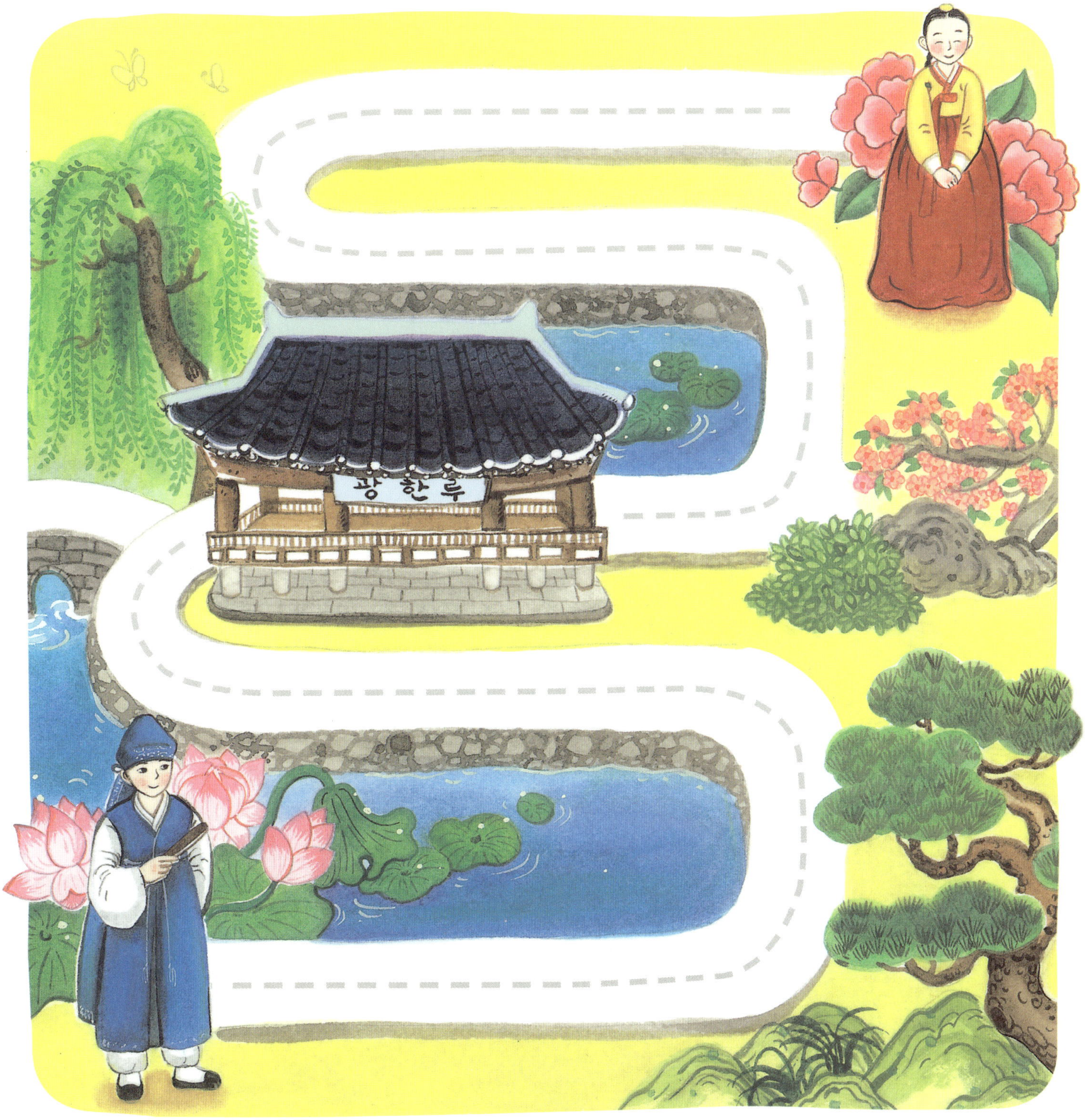

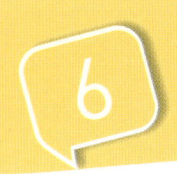

✏️ 춘향과 몽룡이 처음 만났을 때 몽룡의 나이도 16세였어요. 빈칸에 알맞은 숫자를 써서 1부터 16까지 순서대로 완성해 보세요.

1		3	
5	6		
9		11	
13		15	16

✏️ 위의 숫자들을 큰 소리로 읽어 보세요.

　　　　　　　　　년　　　월　　　일　　요일　이름

✏️ 몽룡이 춘향을 만나러 가는 길을 선으로 연결해 보세요.

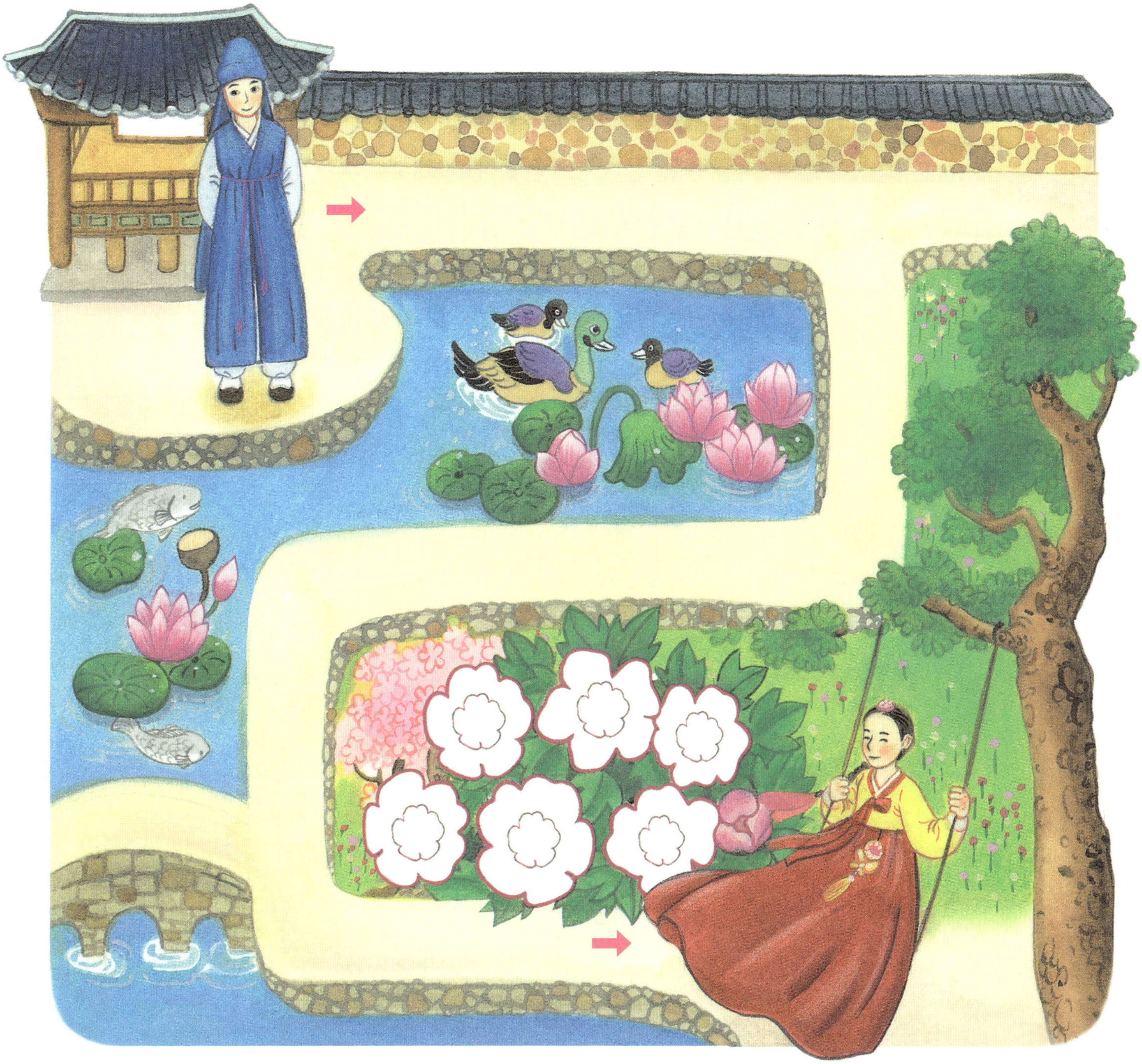

✏️ 몽룡은 춘향을 위해 연못가의 꽃으로 꽃다발을 만들었어요.
춘향에게 선물할 꽃들을 예쁘게 색칠해 보세요.

✏️ 춘향과 몽룡이 처음 만난 곳은 남원이에요. '남원'이라는 낱말을 아래에서 모두 찾아 ○ 해 보세요.

남원 서울 인천 부산
대전   서울   대전
     부산
  인천   남원
       남원
부산   서울 광주
      광주
 인천
  남원   남원   인천

✏️ '남원'이라는 낱말이 모두 몇 번 나오는지 빈칸에 써 보세요.

_____ 번

년 　 월 　 일 　 요일 　 이름

✏️ 몽룡이 공부하던 책이에요. 한자 '하늘 천'과 '땅 지'를 색칠해 보세요.

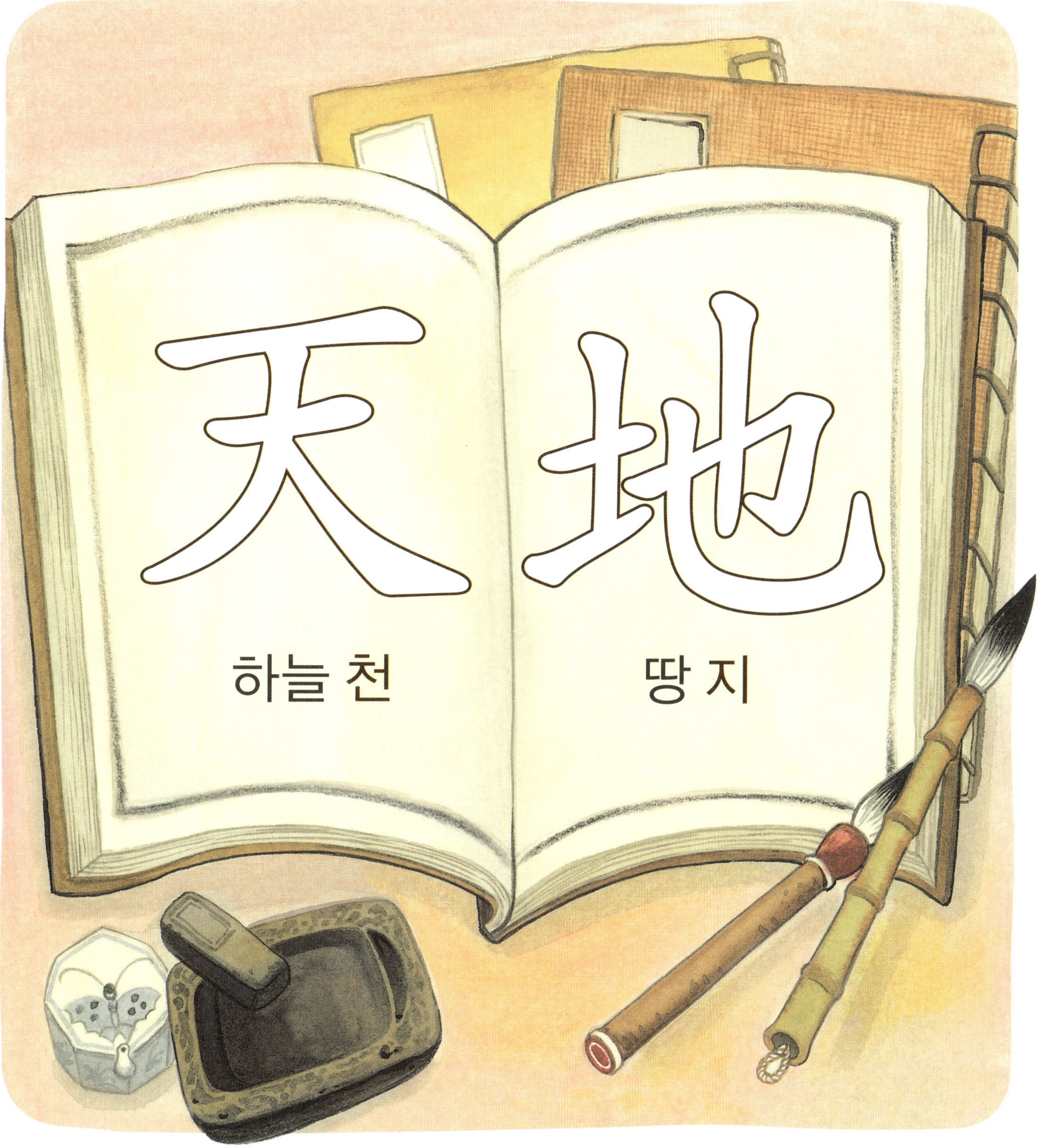

天 하늘 천

地 땅 지

✏️ '방자'라는 이름을 아래에서 모두 찾아 ⭕ 해 보세요.

몽룡　방자　　향단　월매
향단　　월매　춘향　　방자
　몽룡　방자　몽룡　춘향
춘향　　향단　춘향　　향단
방자　　방자　월매　방자

✏️ '방자'라는 이름이 모두 몇 번 나오는지 빈칸에 써 보세요.

_____ 번

년   월   일   요일 이름

춘향은 수놓는 것을 좋아했어요. 점선을 따라서 나머지 반쪽을 완성하고 예쁘게 색칠해 보세요.

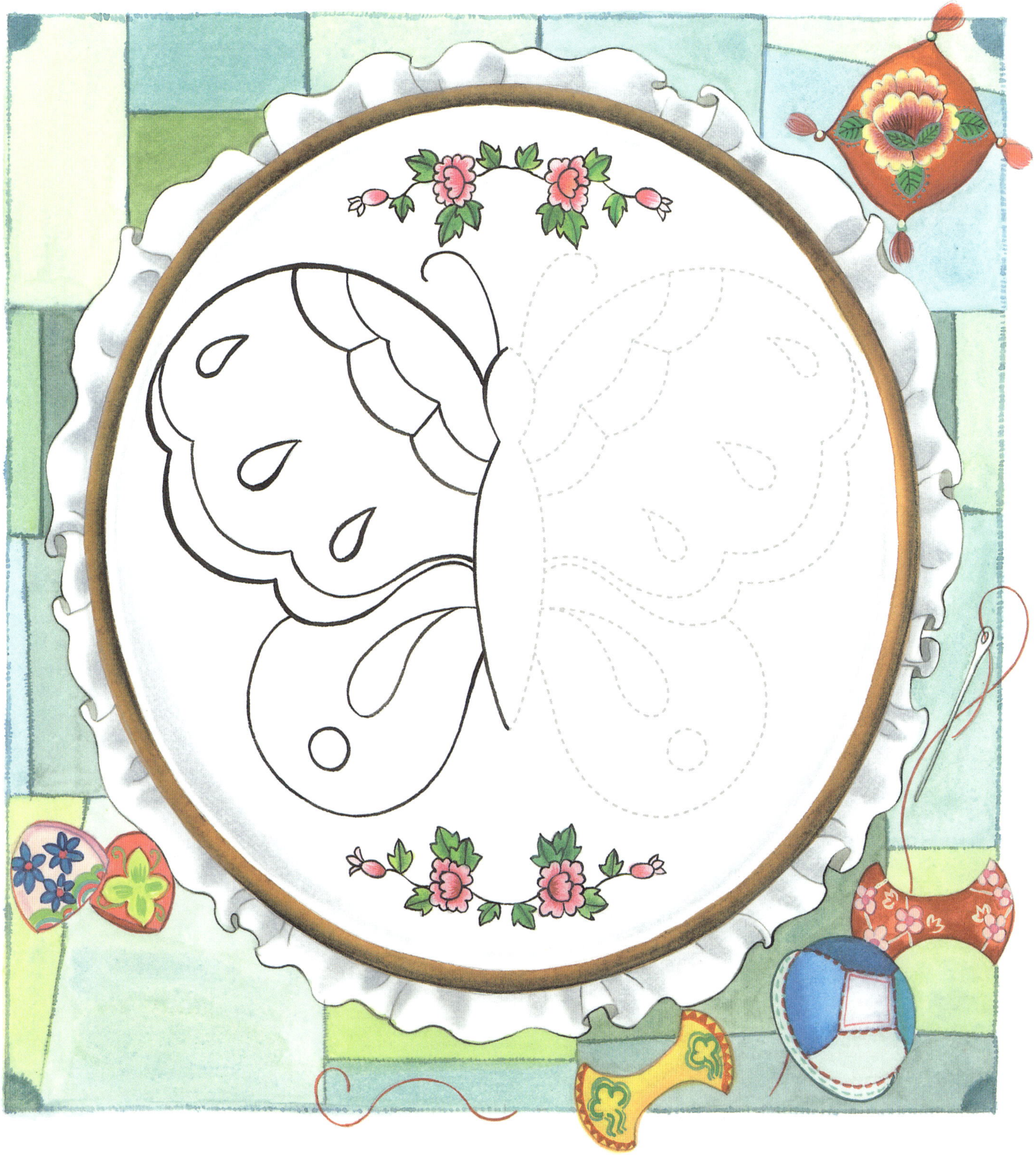

✏️ 춘향이 꽃과 나비를 예쁘게 수놓았어요. 꽃과 나비를 예쁘게 색칠하고 둘을 더한 수를 빈칸에 써 보세요.

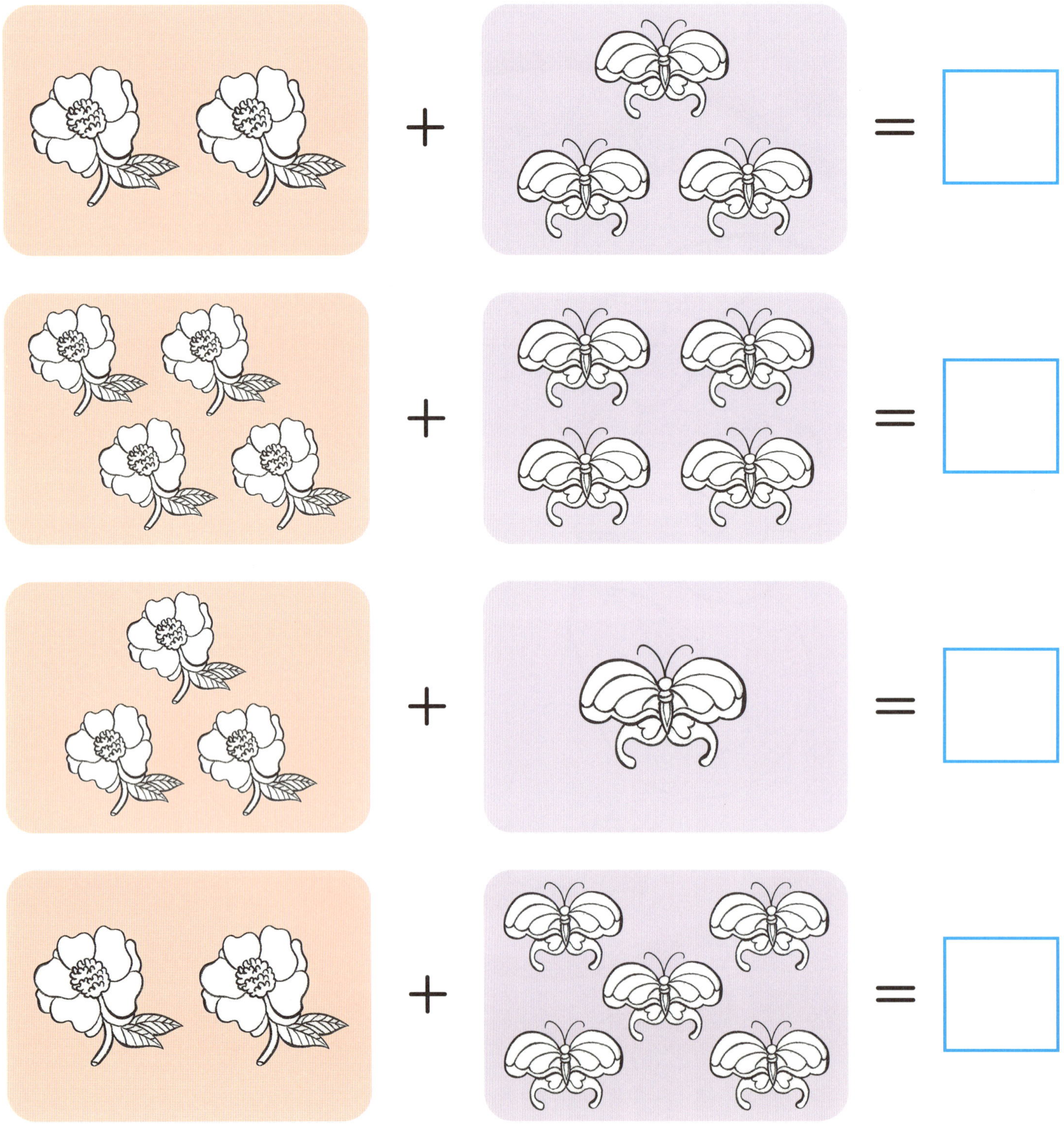

_____ 년 _____ 월 _____ 일 _____ 요일 이름 _____

✏️ 몽룡이 춘향을 업고 부르던 노래 〈사랑가〉예요. '사랑'이라는 말이 들어가는 자리에 ♡를 예쁘게 색칠해 보세요.

이리 오너라 업고 놀자.

이리 오너라 업고 놀자.

♡ ♡ ♡ 내 ♡ 이야.
사랑 사랑 사랑 　　사랑

♡ 이로구나 내 ♡ 이야.
사랑 　　　　　사랑

💗 가 몇 개인지 세어서 빈칸에 각각 숫자를 써 보세요.

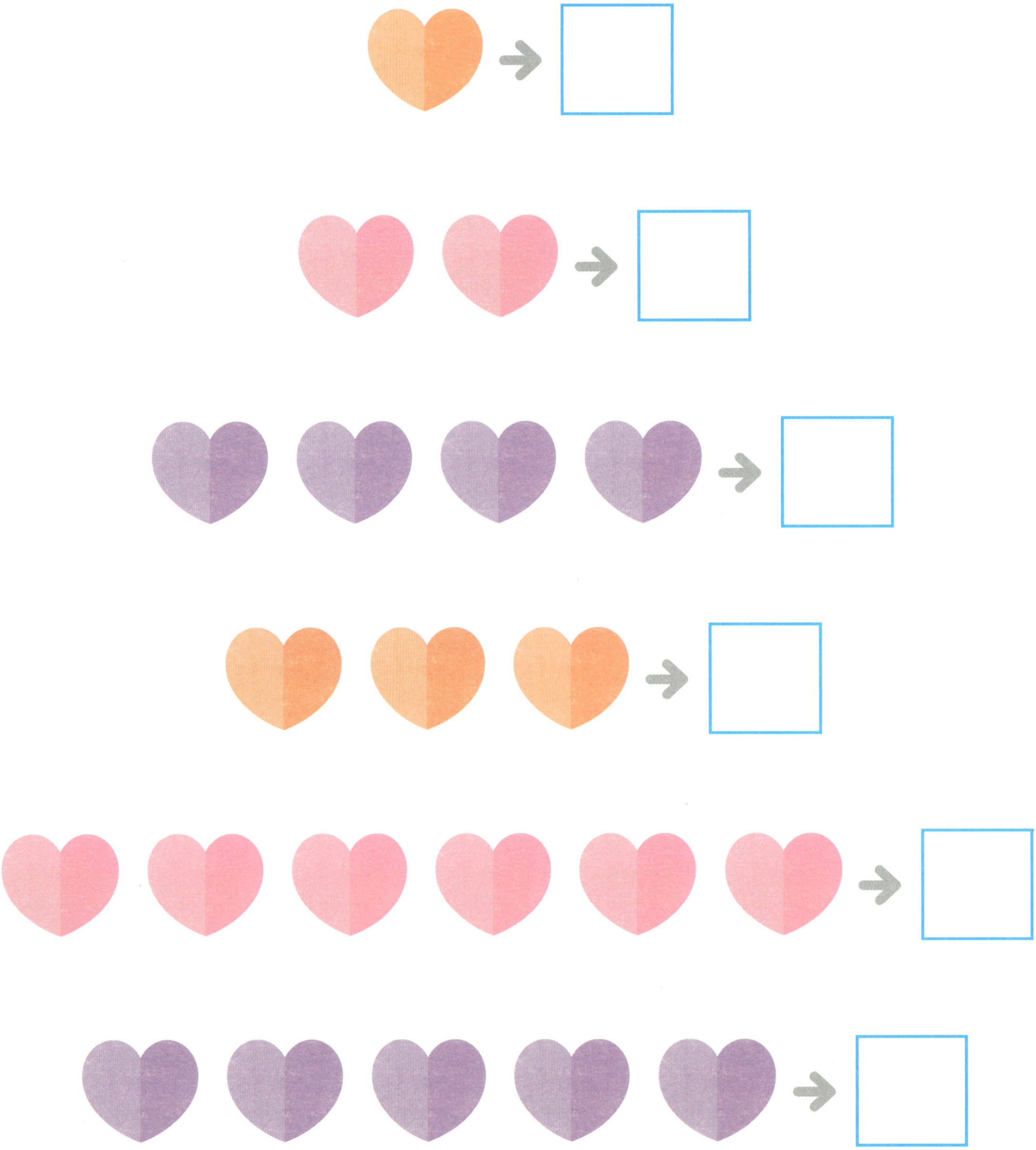

.... 년 .... 월 .... 일 .... 요일 이름 ....

✏️ 몽룡이 부모님을 따라 한양으로 떠나게 되었어요. 안타깝게 헤어지는 춘향과 몽룡의 슬픈 얼굴을 그려 보세요.

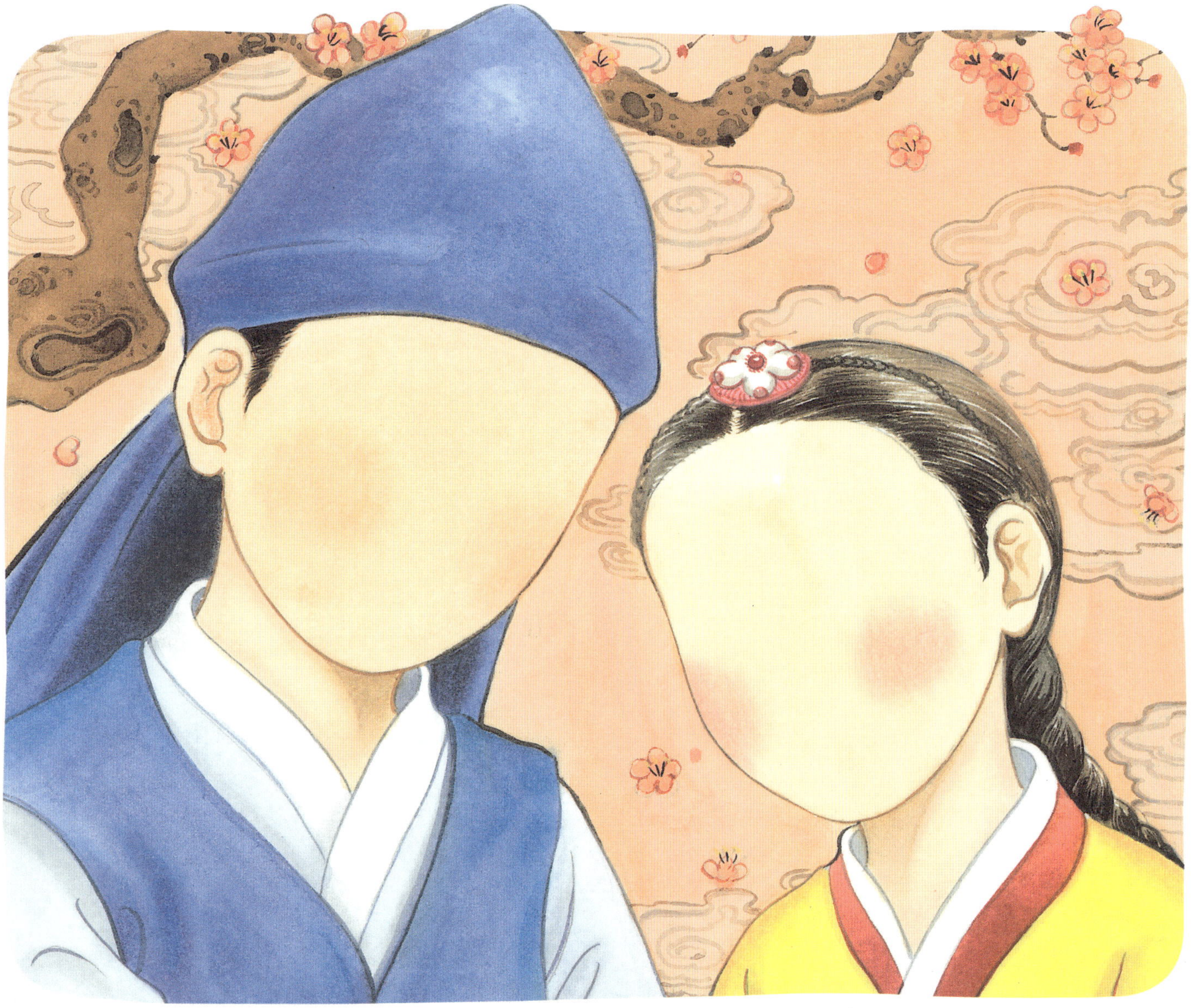

✏️ 몽룡은 춘향에게 뭐라고 했을지 말해 보세요.

✏️ 춘향은 몽룡에게 뭐라고 했을지 말해 보세요.

11

춘향은 날마다 촛불을 켜고 몽룡을 위해 기도했어요. 초의 길이가 긴 것부터 순서대로 빈칸에 번호를 써 보세요.

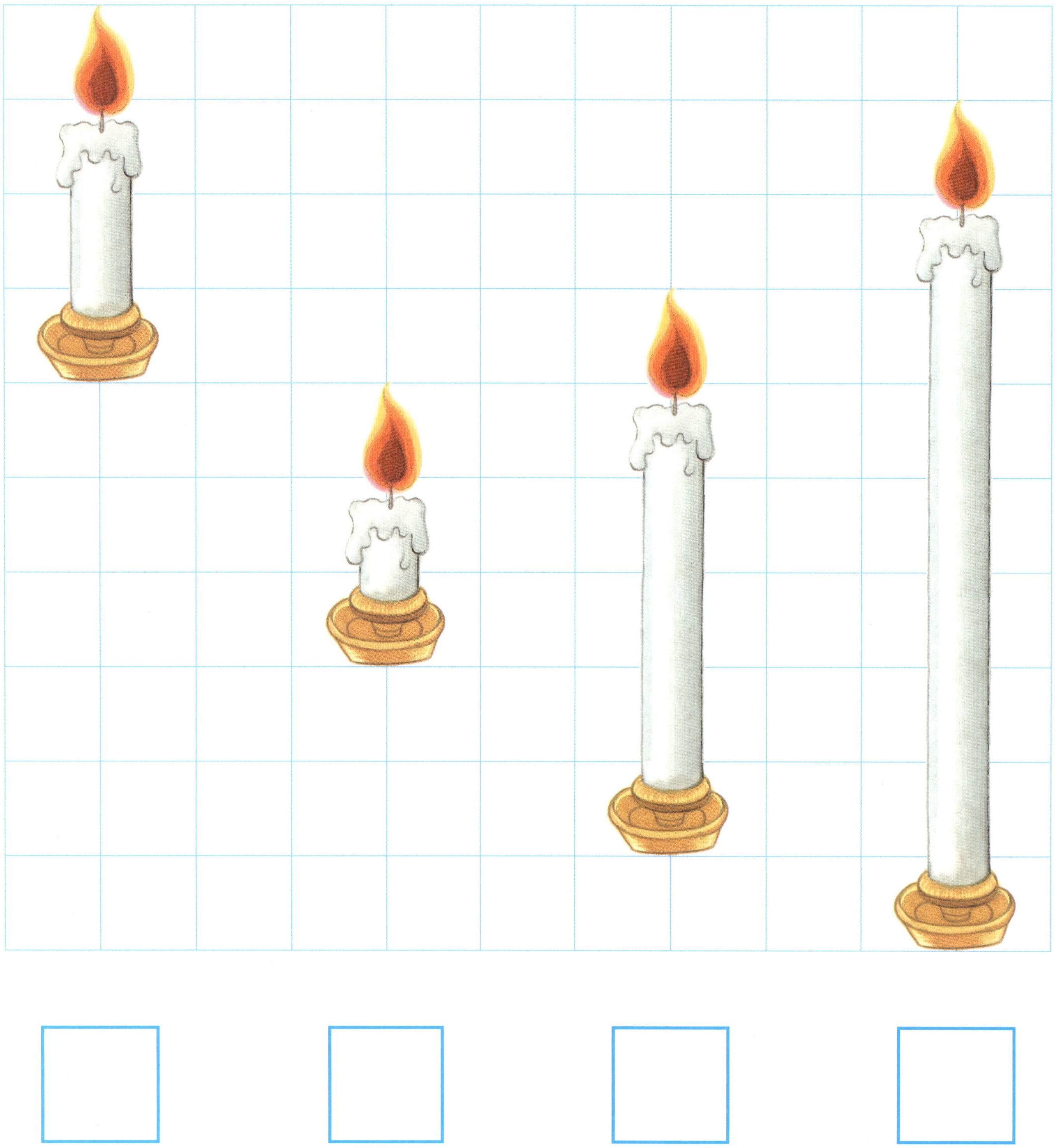

12 _____년 _____월 _____일 _____요일 이름_____

✏️ '춘향'에서 시작하여 화살표로 연결하며 끝말잇기를 해 보세요.

춘향

자식

오미자

식구

향단

단오

구슬

12

월매가 집에서 쓰던 물건들이에요. 이름을 말하고, 빈칸에 알맞은 글자를 찾아 선으로 연결해 보세요.

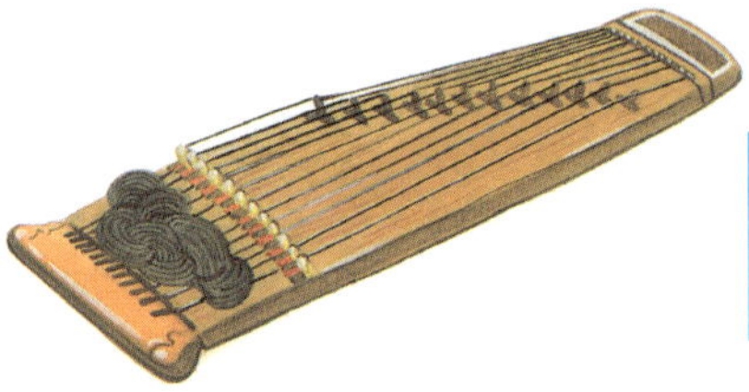

가		금	•	•	듬

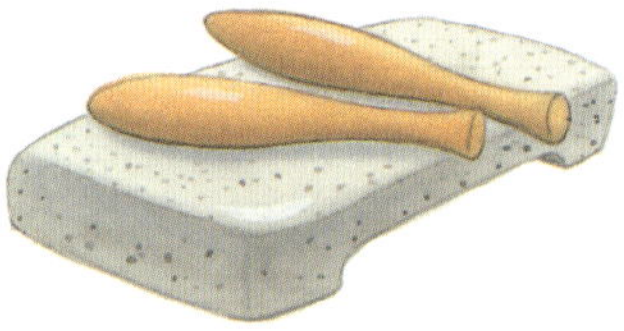

다		이	•	•	야

은	촛		•	•	마

가		솥	•	•	장

자	개		•	•	대

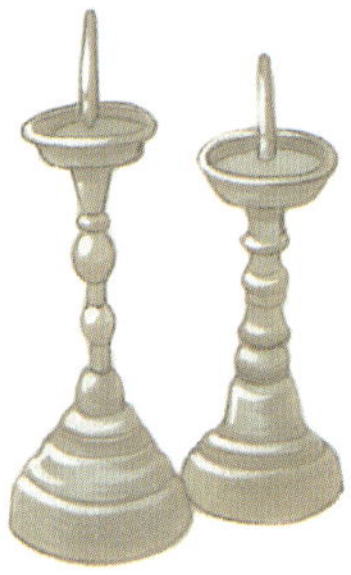

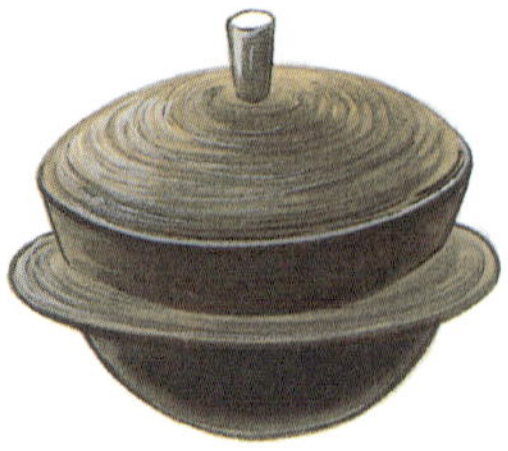

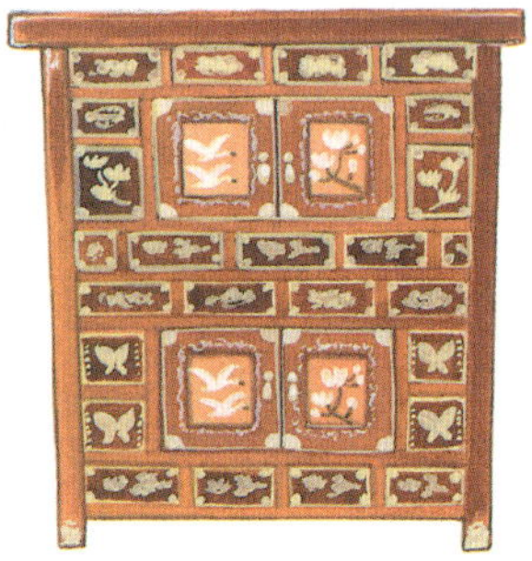

13

년   월   일   요일 이름

✏️ '방자'에서 시작하여 화살표로 연결하며 끝말잇기를 해 보세요.

방자   고집

자수   집사

수고   엄마

사위   위엄

13

아래의 두 동그라미 안에 있는 엽전의 개수를 더해 위의 동그라미 안에 숫자를 써 보세요.

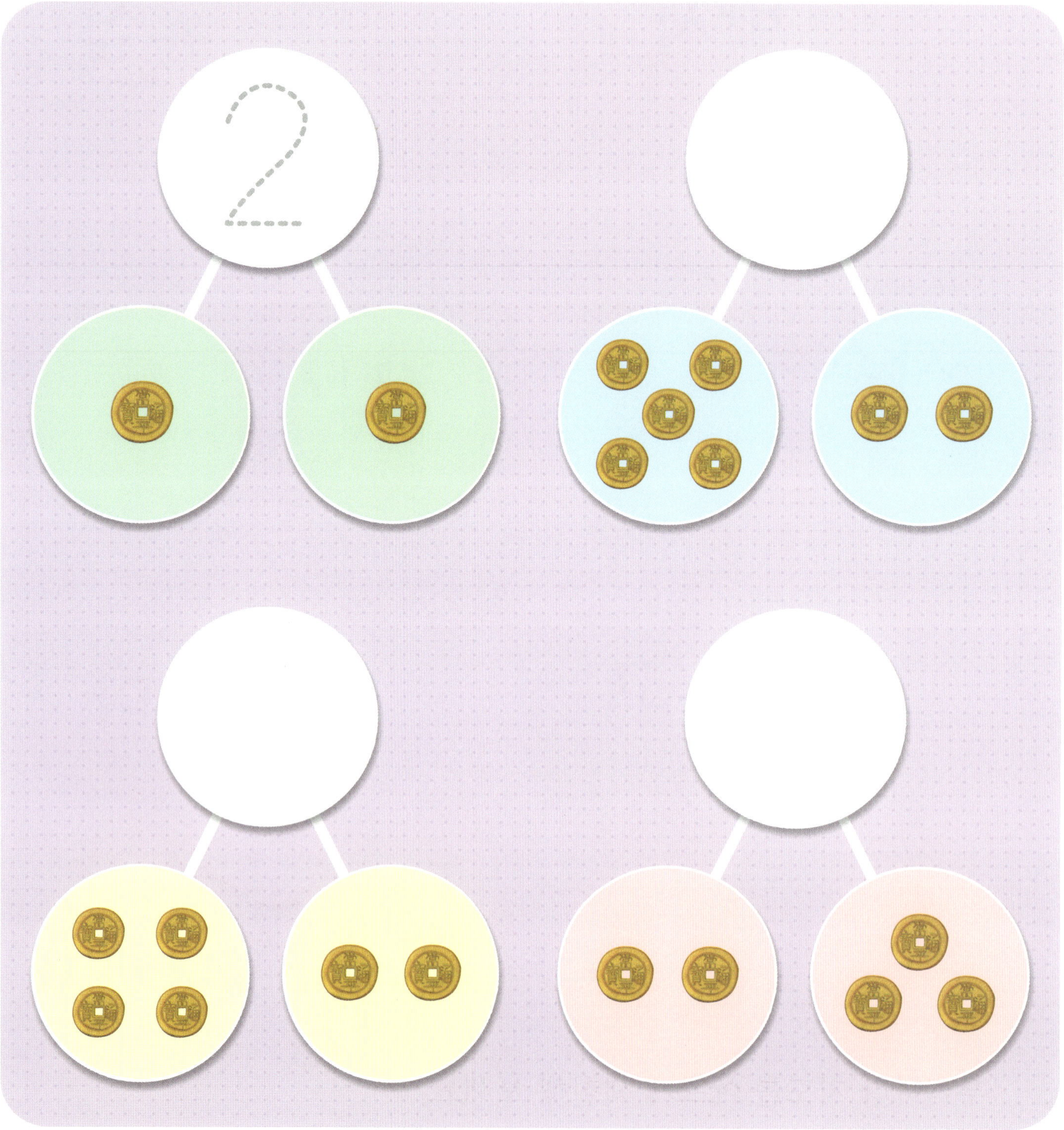

✏️ 몽룡이 한양으로 가는 길이에요. 남원에서 한양까지 가는 길을 선으로 연결해 보세요.

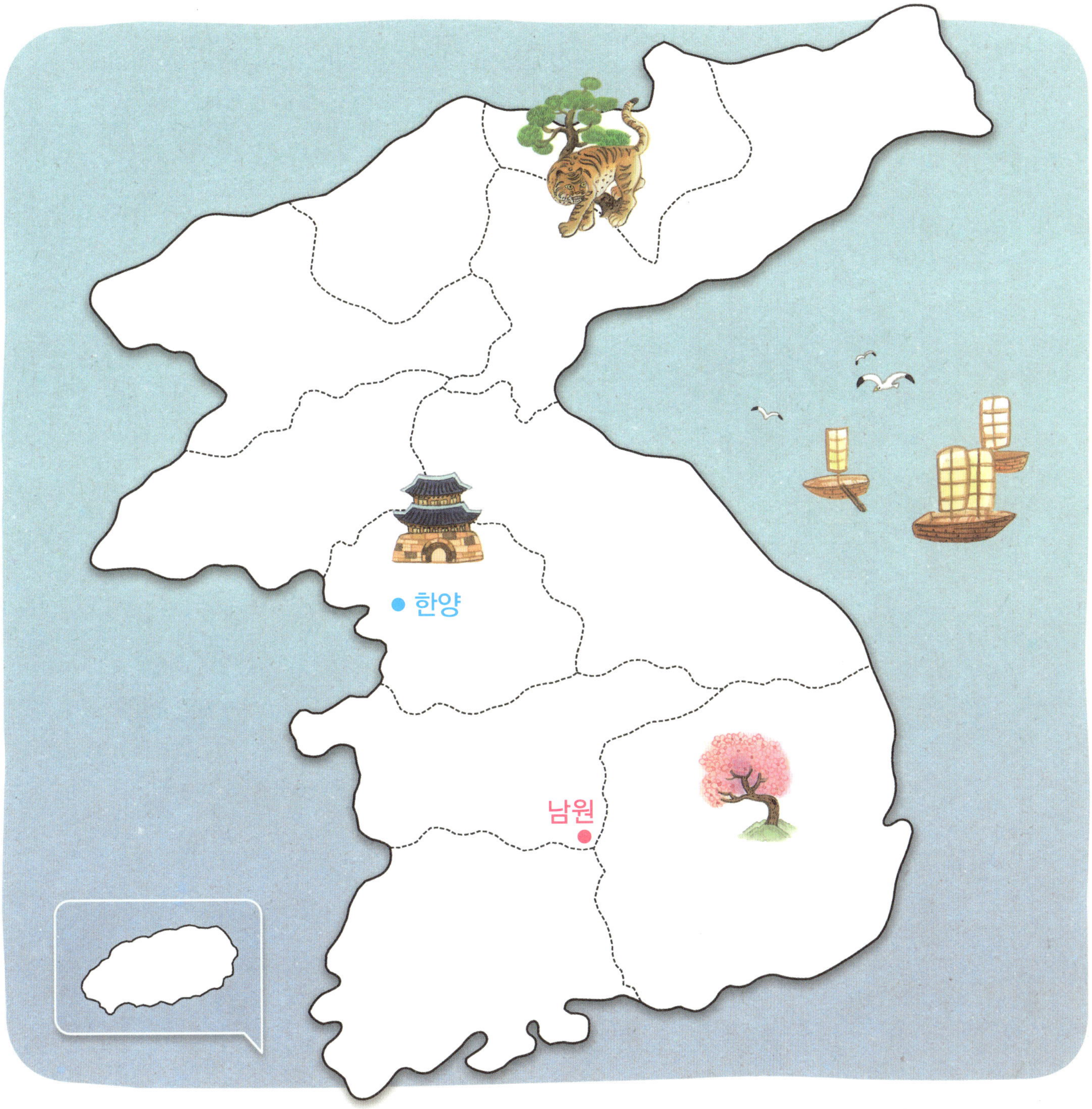

✏️ 우리나라 지도를 예쁘게 색칠해 보세요.

14

춘향의 댕기를 잘 보고 아래 물음에 답해 보세요.

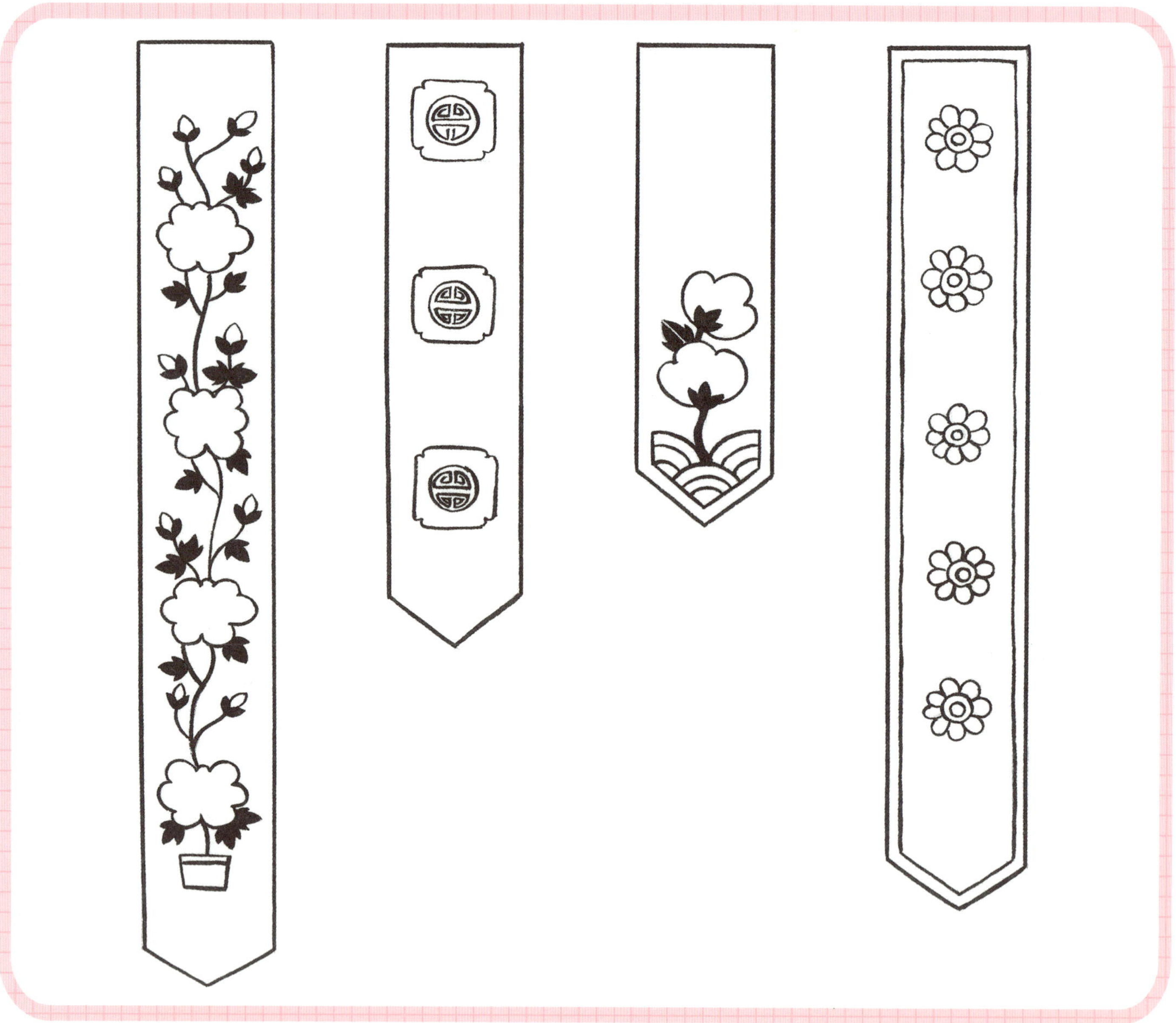

가장 긴 댕기를 빨간색으로 칠해 보세요.

가장 짧은 댕기를 파란색으로 칠해 보세요.

_____ 년 _____ 월 _____ 일 _____ 요일 이름 _____

 몽룡이 한양으로 가는 길에 본 것들을 예쁘게 색칠해 보세요.

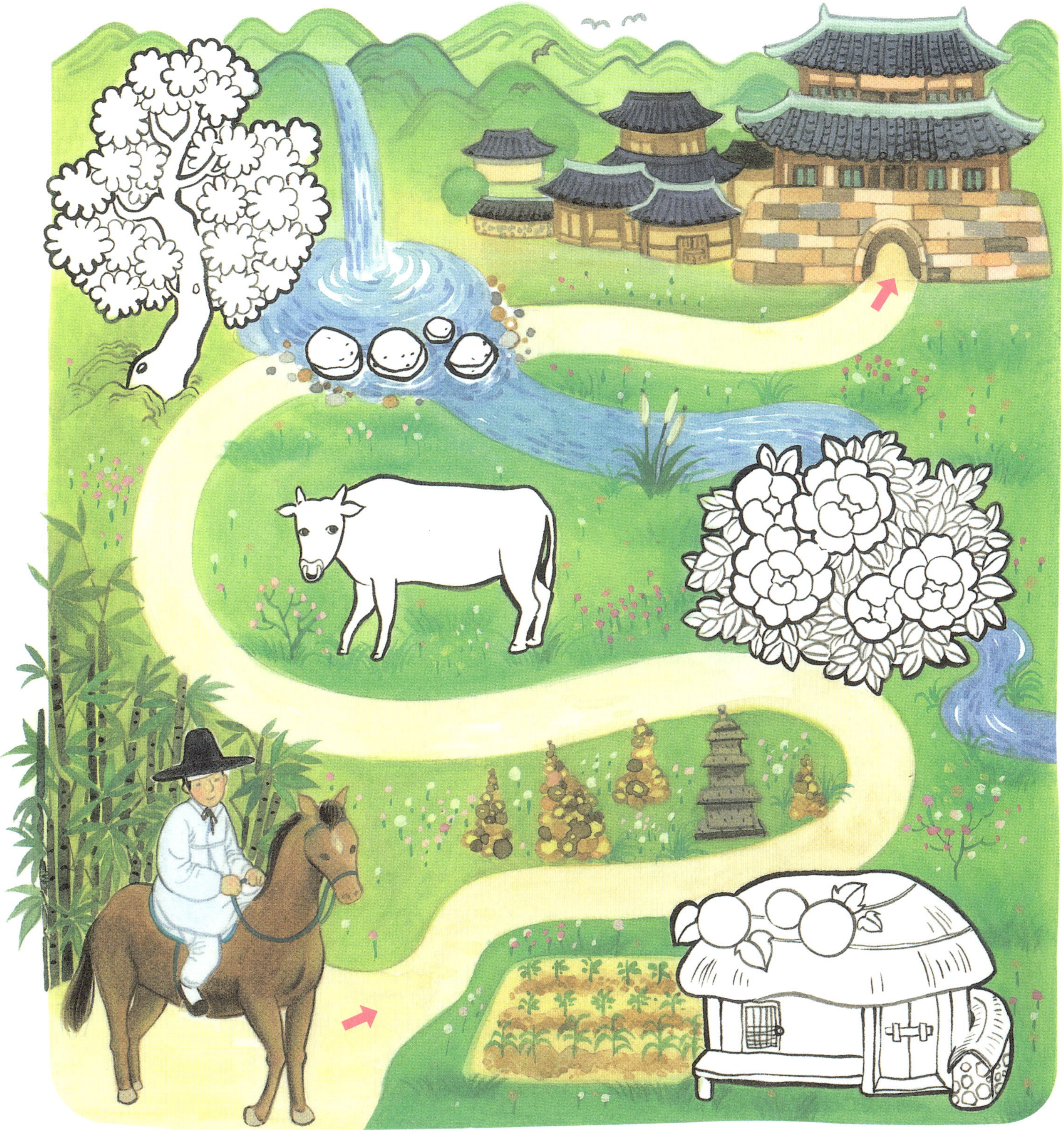

✏️ 앞 장에서 몽룡이 한양으로 가는 길에 본 것들을 아래에서 모두 찾아 ○ 해 보세요.

징검다리 나무

토끼 기차 버스

소 부채

초가집 닭 꽃

의자 돼지

✏️ 춘향은 몽룡이 두고 간 물건들을 보며 몽룡을 그리워했어요. 몽룡의 물건들을 예쁘게 색칠해 보세요.

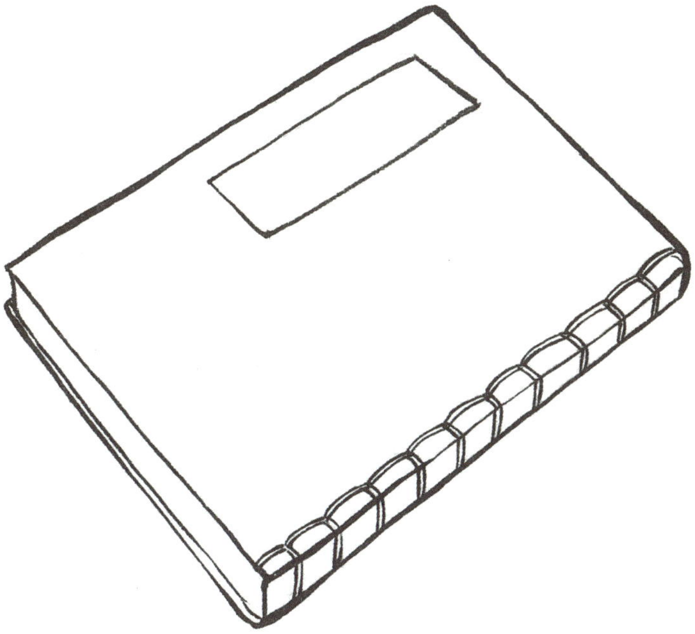

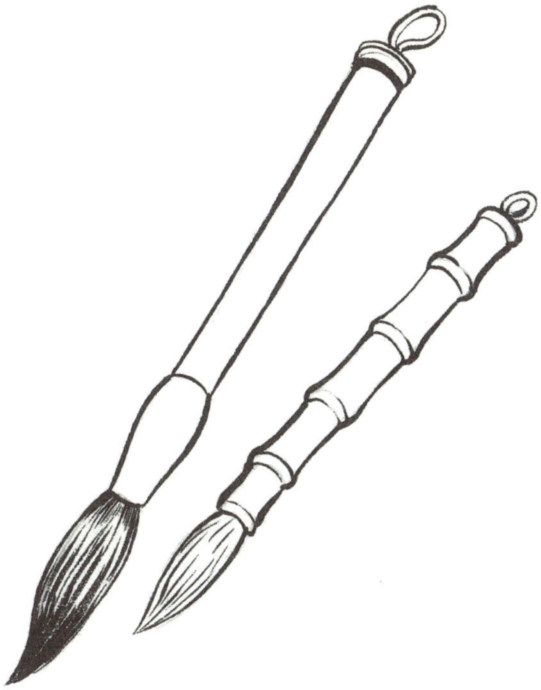

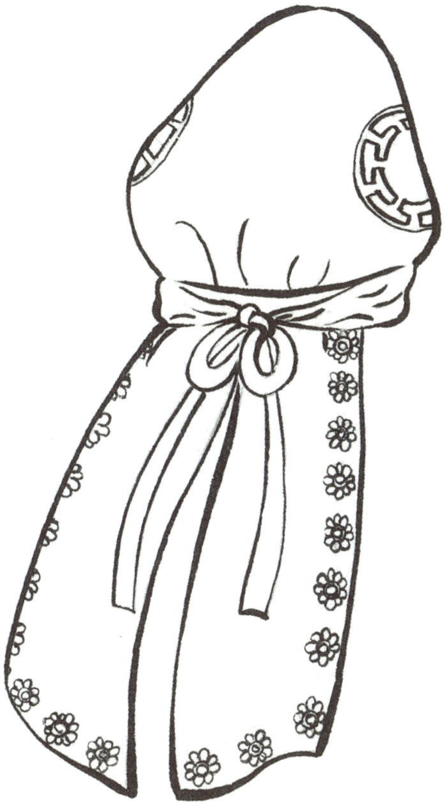

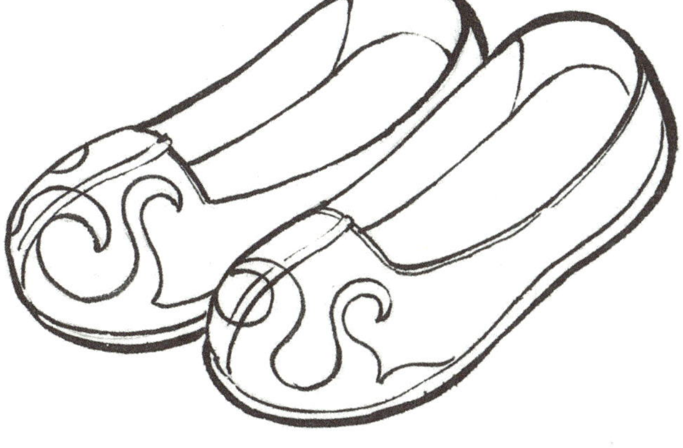

✏️ 앞 장에서 색칠한 몽룡의 물건들을 아래에서 모두 찾아 ○ 해 보세요.

거울

책

노리개

신발

가야금

붓

빗

복건

절구

17

년 월 일 요일 이름

몽룡은 춘향을 그리워했어요. 춘향이 사용하던 물건들을 예쁘게 색칠해 보세요.

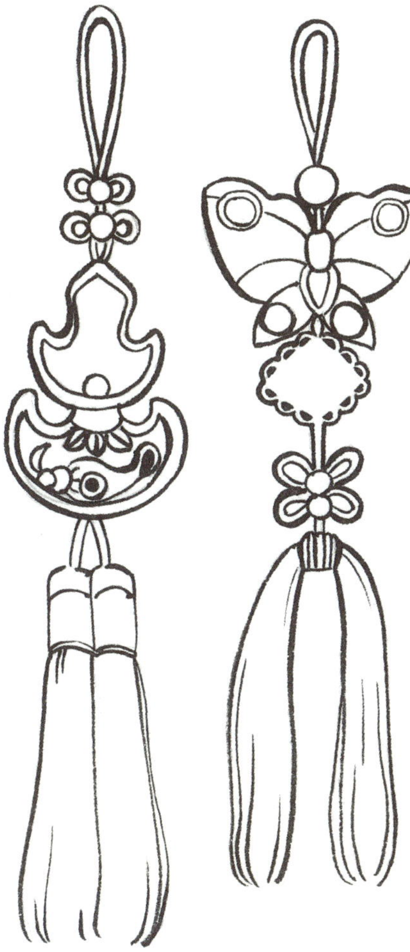

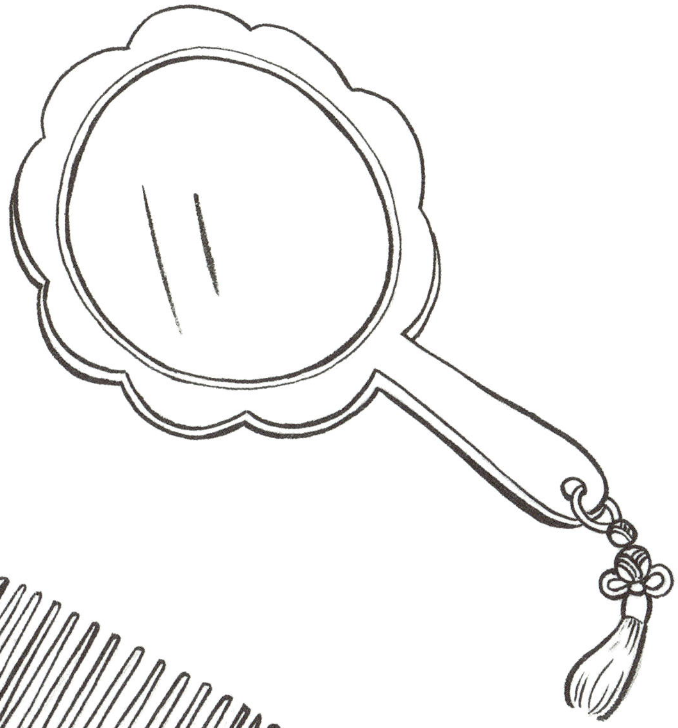

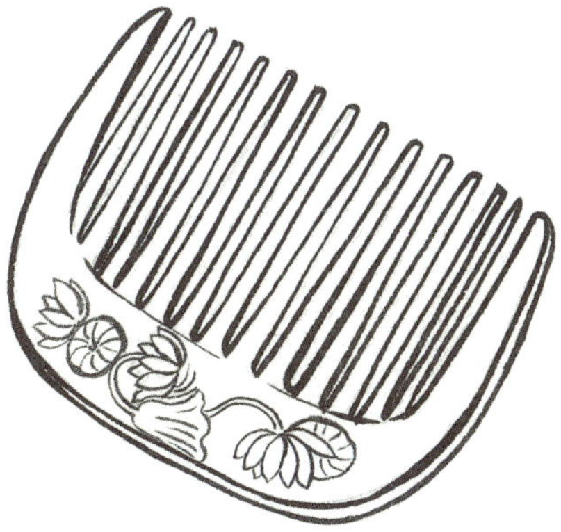

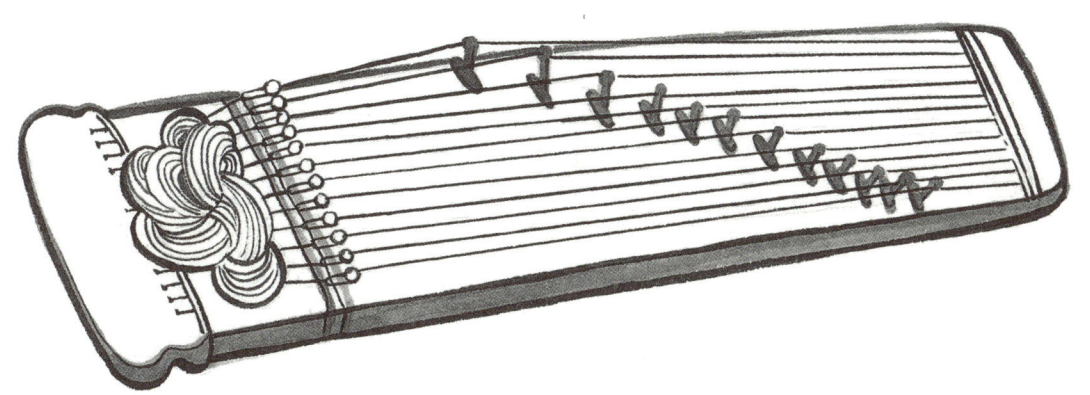

앞 장에서 색칠한 춘향의 물건들을 아래에서 모두 찾아 ○ 해 보세요.

노리개 절구 거울

곰방대 빗 호미

경대 윷 가야금

18 ....년 ....월 ....일 ....요일 이름 ....

새로 부임한 변 사또는 춘향에게 수청을 들라고 했어요. 춘향이 거절하자 화가 난 변 사또의 표정을 그려 보세요.

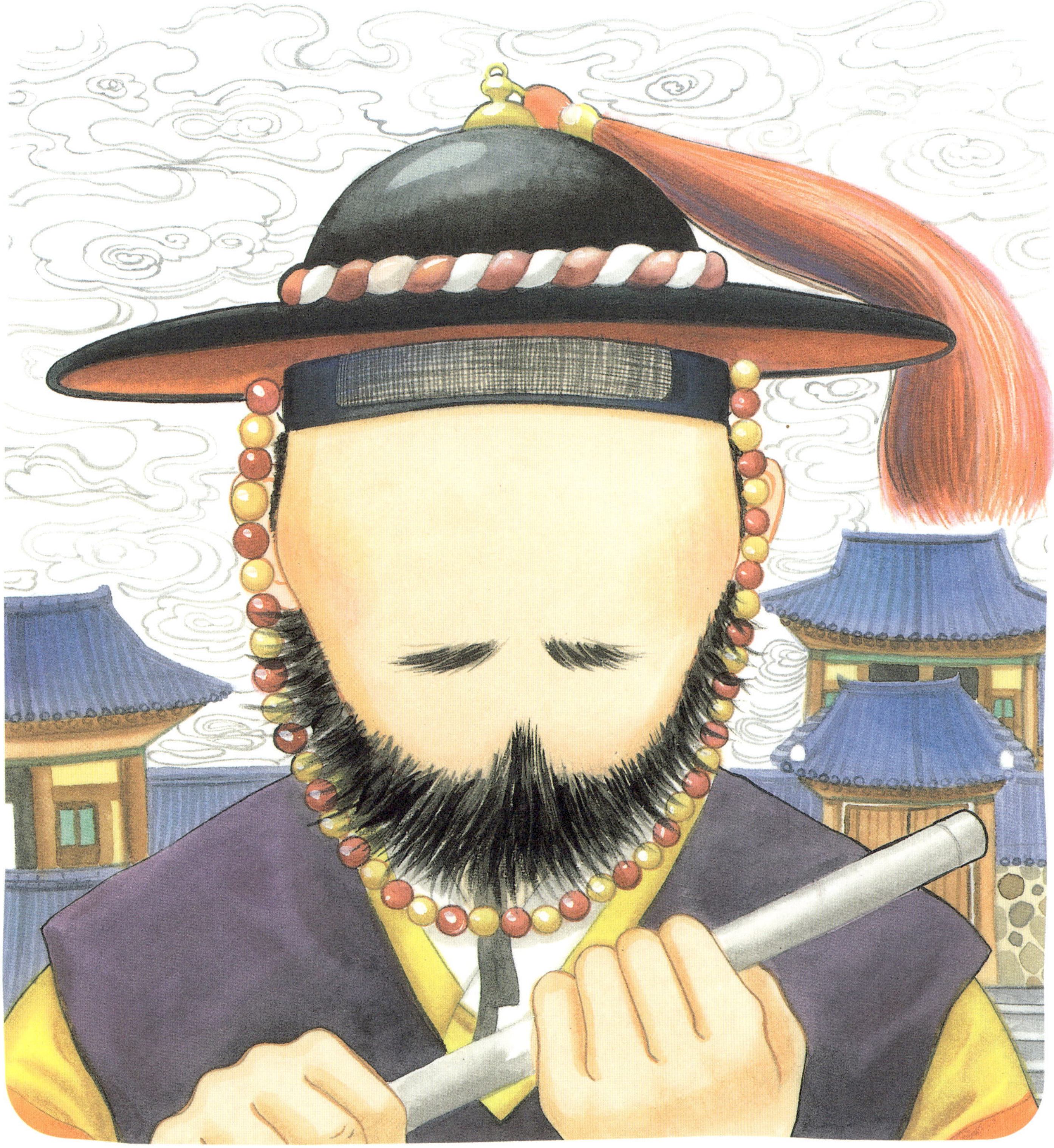

✏️ 춘향이 사용하던 거울의 모양을 잘 보고 아래 물음에 답해 보세요.

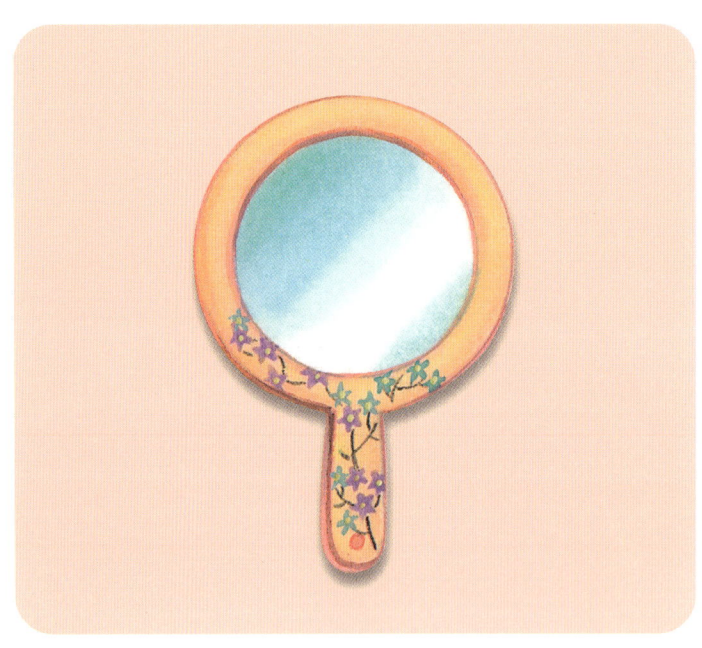

✏️ 반으로 접힌 종이를 모양에 따라 오리고 펼쳤을 때 춘향의 거울과 똑같은 모양의 거울을 골라 ○ 해 보세요.

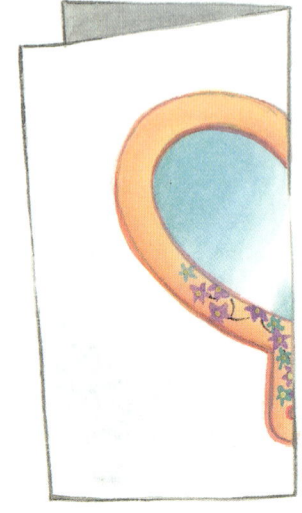 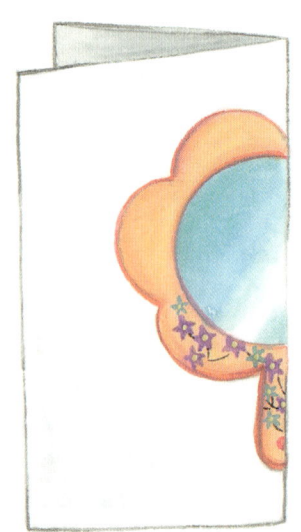 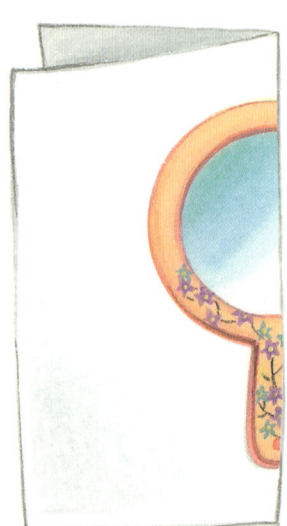

19

년 월 일 요일 이름

춘향의 마음은 일편단심 몽룡을 향하고 있어요. 춘향이 몽룡에게 가는 길을 선으로 연결해 보세요.

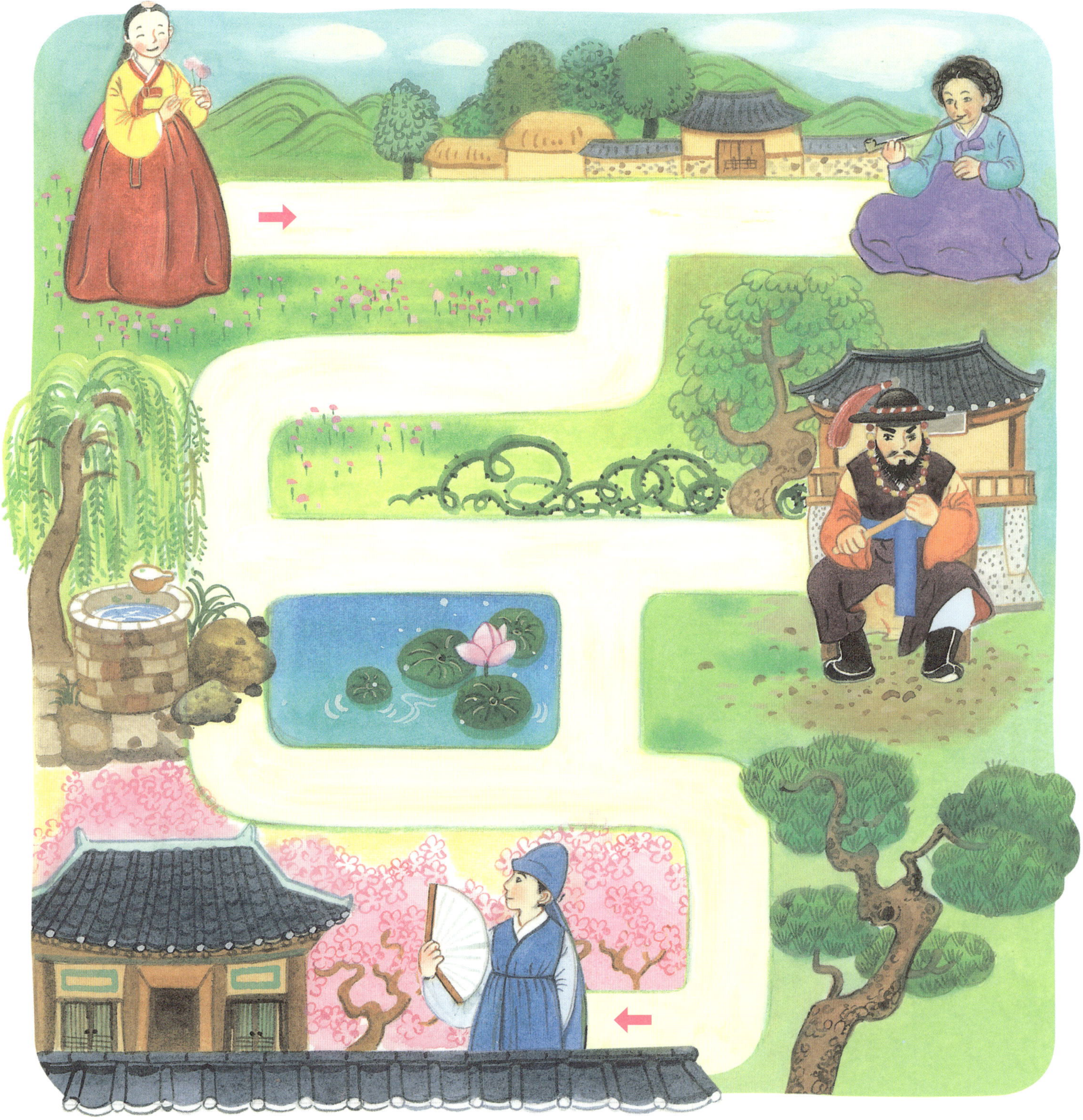

19

전국의 인재들이 한양에 모여 과거 시험을 쳤어요. 빈칸에 알맞은 답을 써서 덧셈과 뺄셈 시험을 쳐 보세요.

1 + 1 = ☐   7 + 1 = ☐

2 + 3 = ☐   2 + 4 = ☐

6 + 1 = ☐   3 + 3 = ☐

3 - 2 = ☐   6 - 1 = ☐

4 - 2 = ☐   5 - 2 = ☐

2 - 1 = ☐   8 - 4 = ☐

📝 몽룡은 드디어 장원 급제를 했어요. 점선을 따라 어사화를 그리고 그림을 예쁘게 색칠해 보세요.

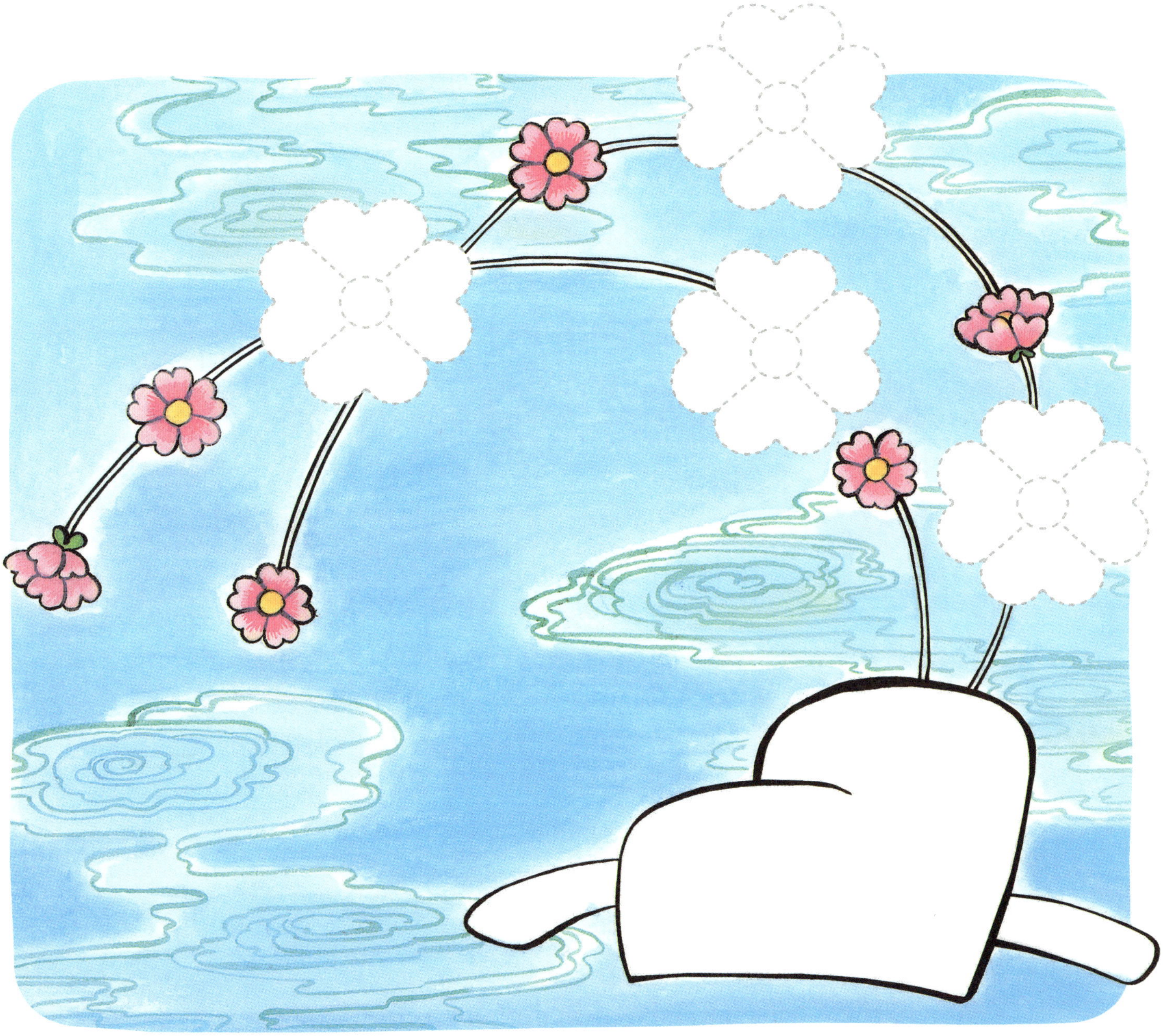

📝 위에서 그린 어사화는 모두 몇 송이인지 빈칸에 숫자를 써 보세요.

송이

✏️ 왼쪽에 놓여 있는 어사화의 위치를 잘 보고, 오른쪽에 똑같이 그려 보세요.

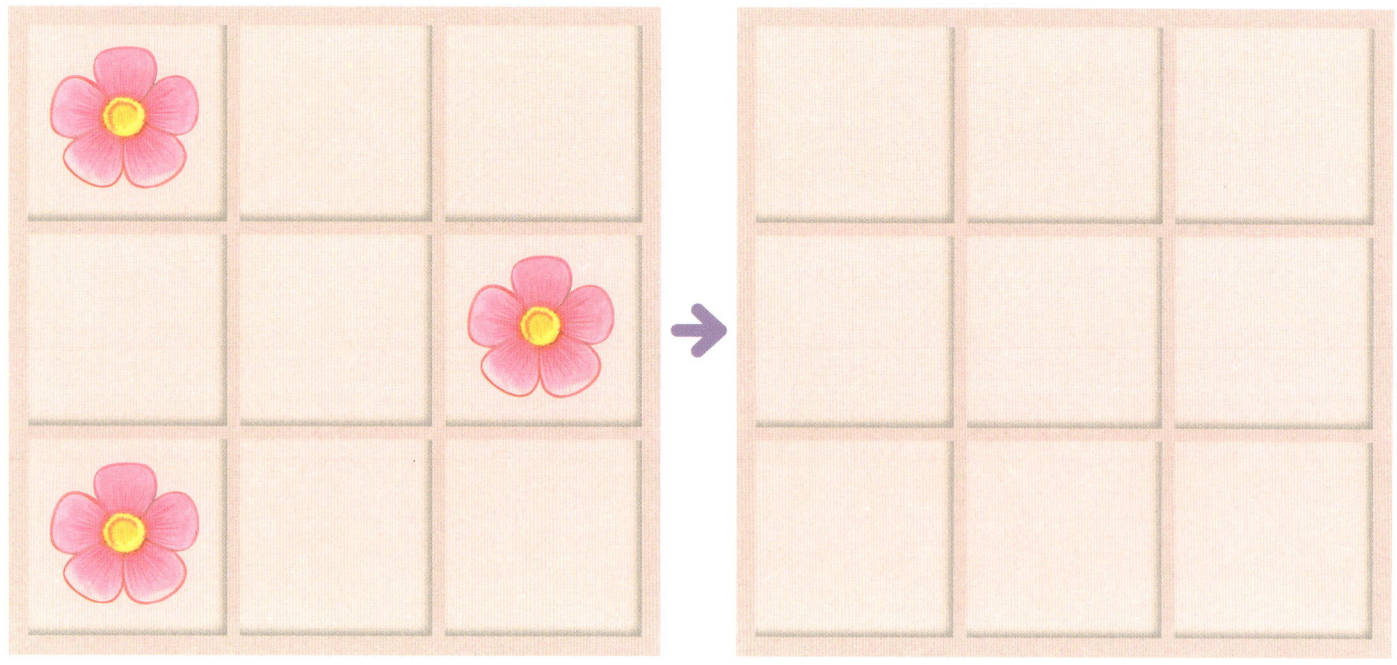

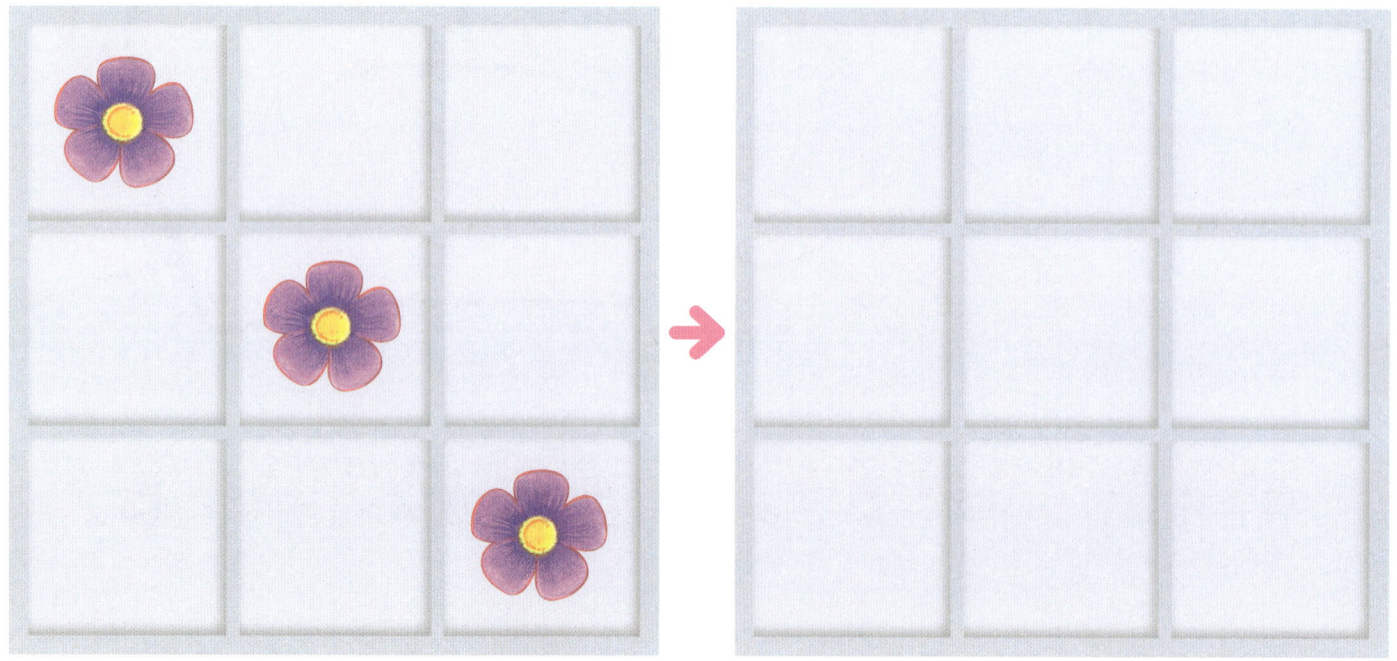

✏️ 몽룡은 암행어사가 되어 남원으로 향했어요. 남원으로 가는 길에 들른 주막의 차림표를 잘 보고 아래 물음에 답해 보세요.

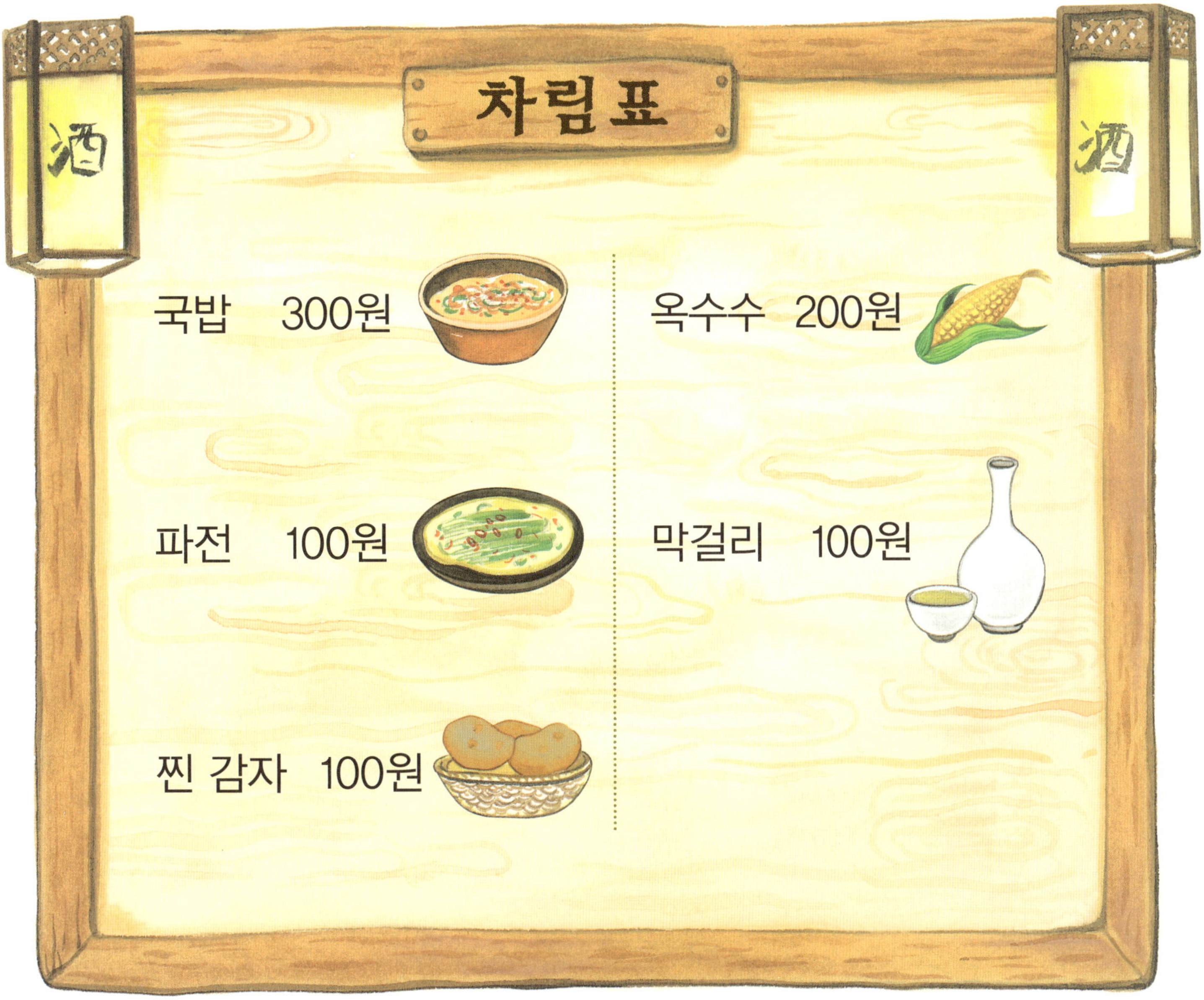

차림표

국밥 300원	옥수수 200원
파전 100원	막걸리 100원
찐 감자 100원	

✏️ 몽룡은 국밥과 파전을 주문했어요. 모두 얼마인지 빈칸에 숫자를 써 보세요.

_____ 원

21

위의 그림을 잘 보고, 아래 빈 곳에 똑같이 선을 그려 보세요.
빨간 점에서 파란 점까지 연필을 떼지 말고 한 번에 그려 보세요.

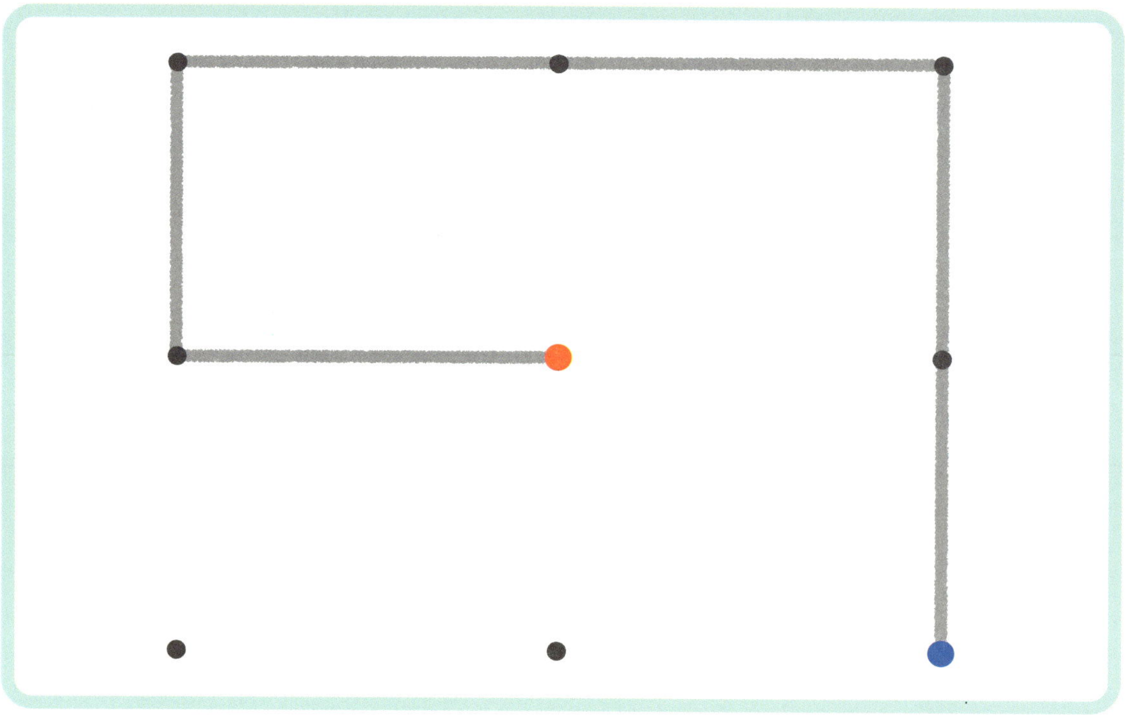

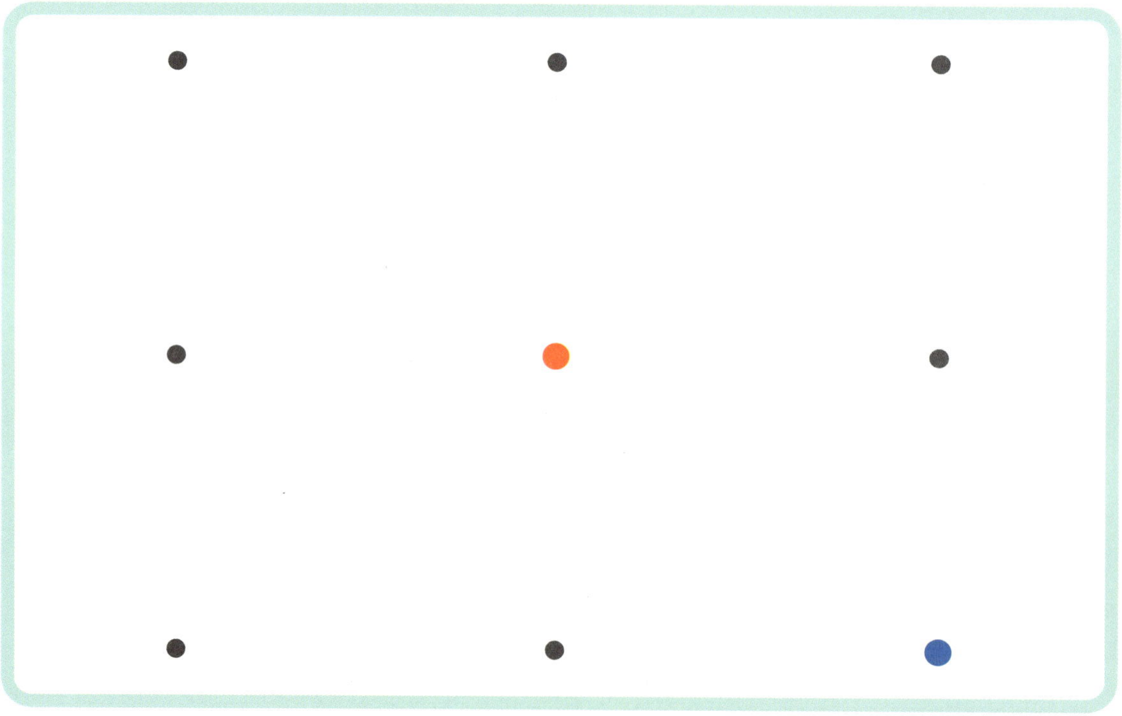

변 사또의 생일상이에요. 위의 음식을 잘 보고, 아래 빈 접시에 빠진 음식을 그려 보세요.

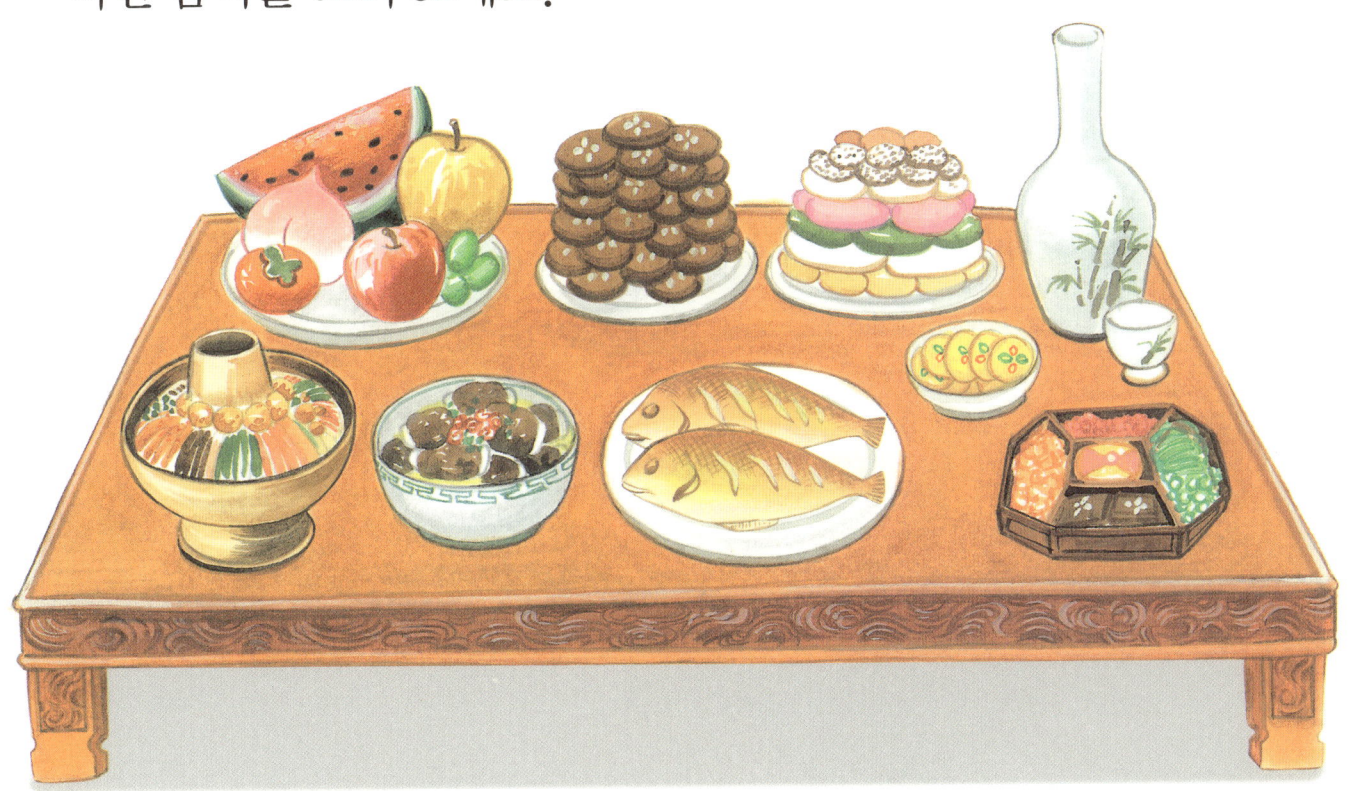

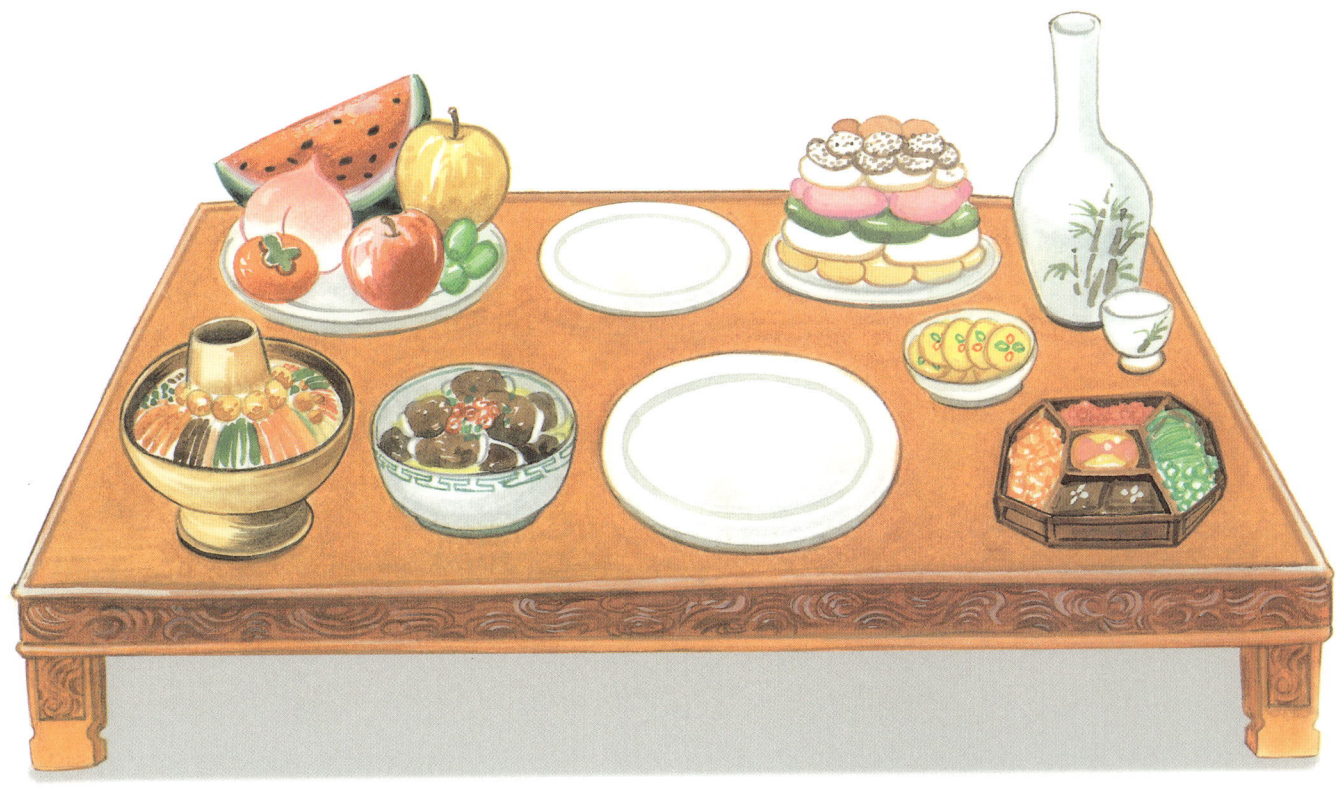

22

어르신의 생신날 가장 맛있었던 음식을 생각해서 빈 접시에 그려 보세요.

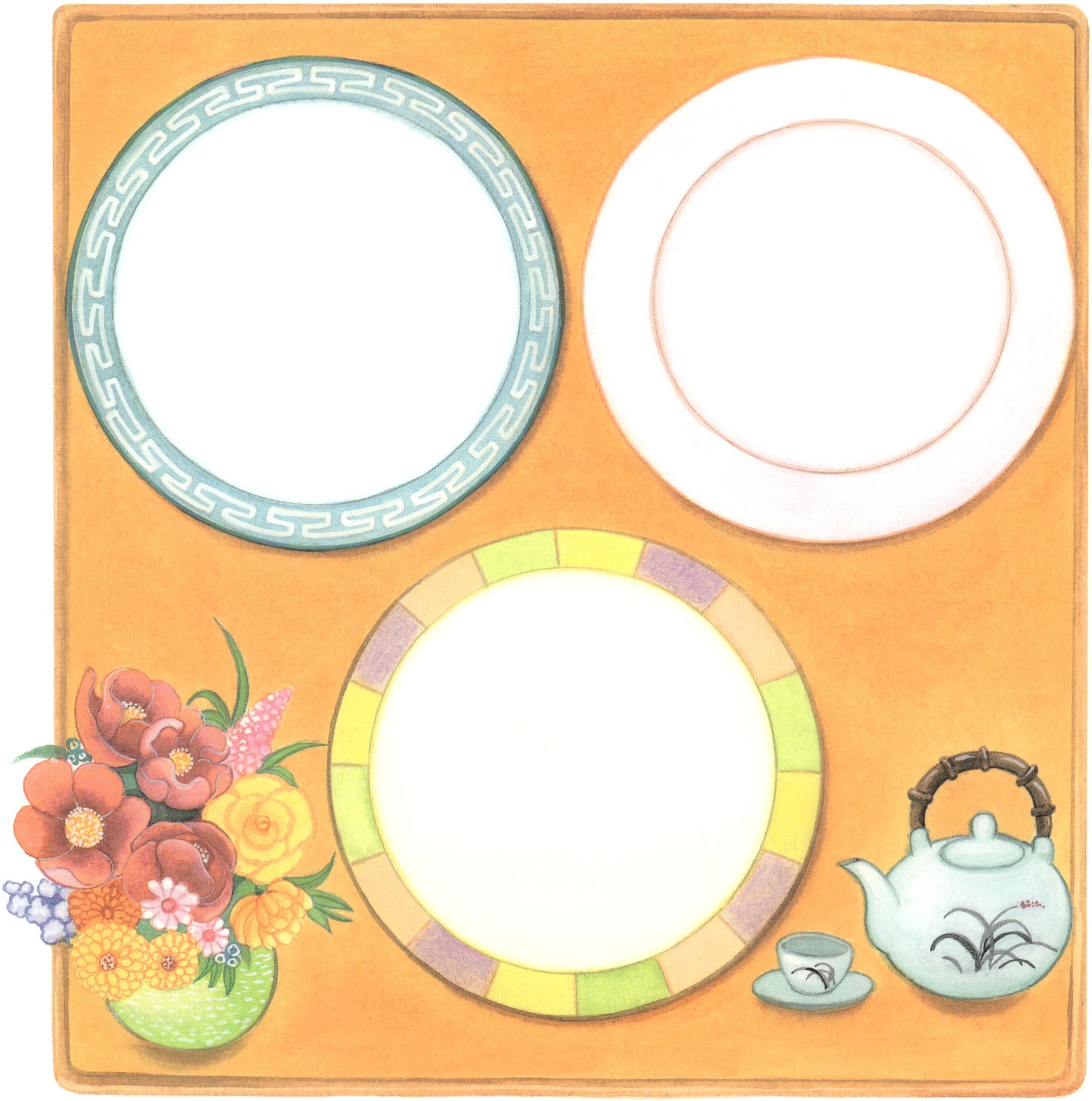

년   월   일   요일 이름

✏️ 변 사또의 생일잔치가 한창일 때 암행어사 몽룡이 출두했어요.
몽룡의 마패를 예쁘게 색칠해 보세요.

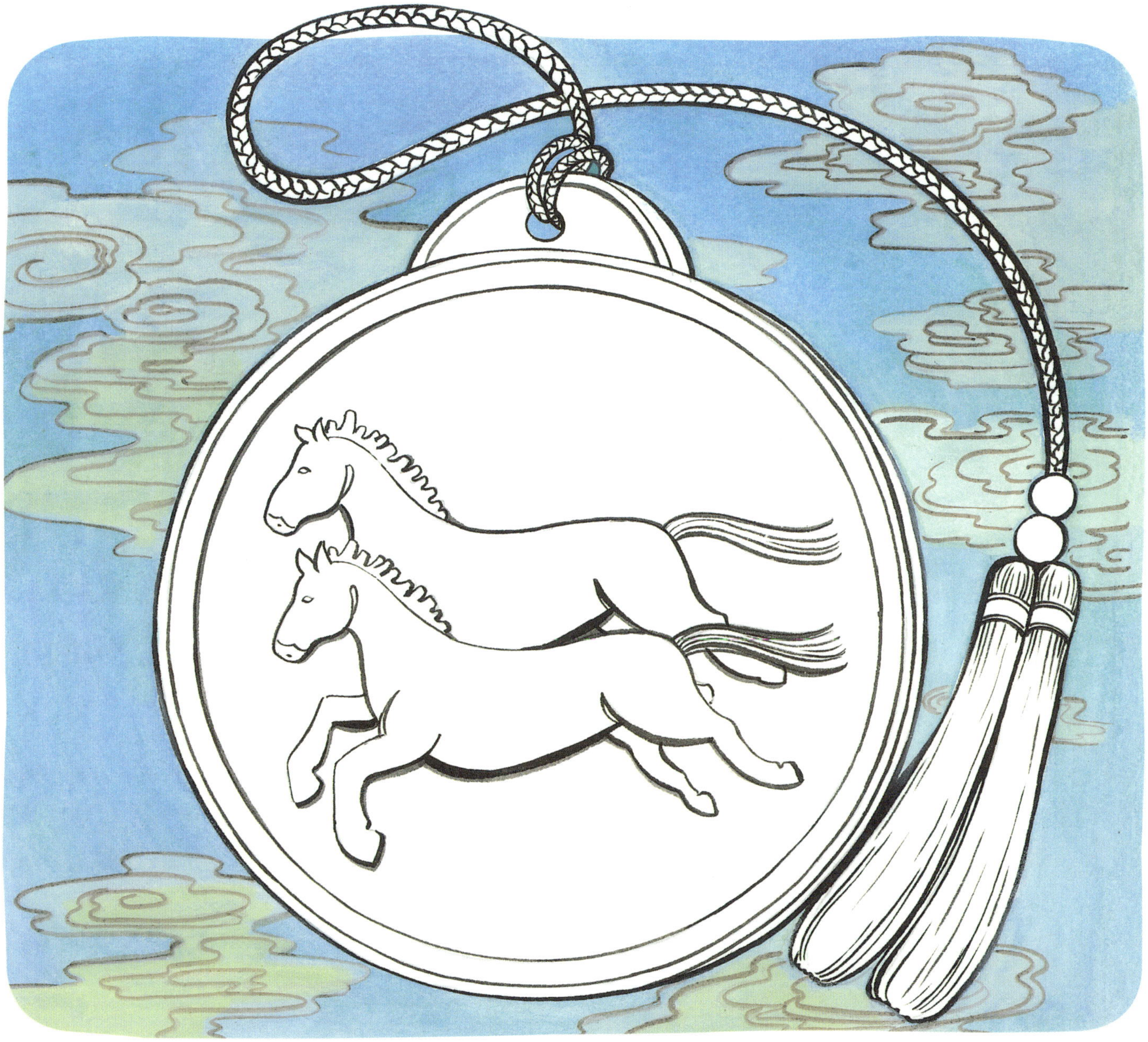

✏️ 마패에 말이 모두 몇 마리인지 세어서 빈칸에 숫자를 써 보세요.

마리

23

모양이 놓여 있는 순서를 잘 보고, 빈칸에 각각 알맞은 모양을 그려 보세요.

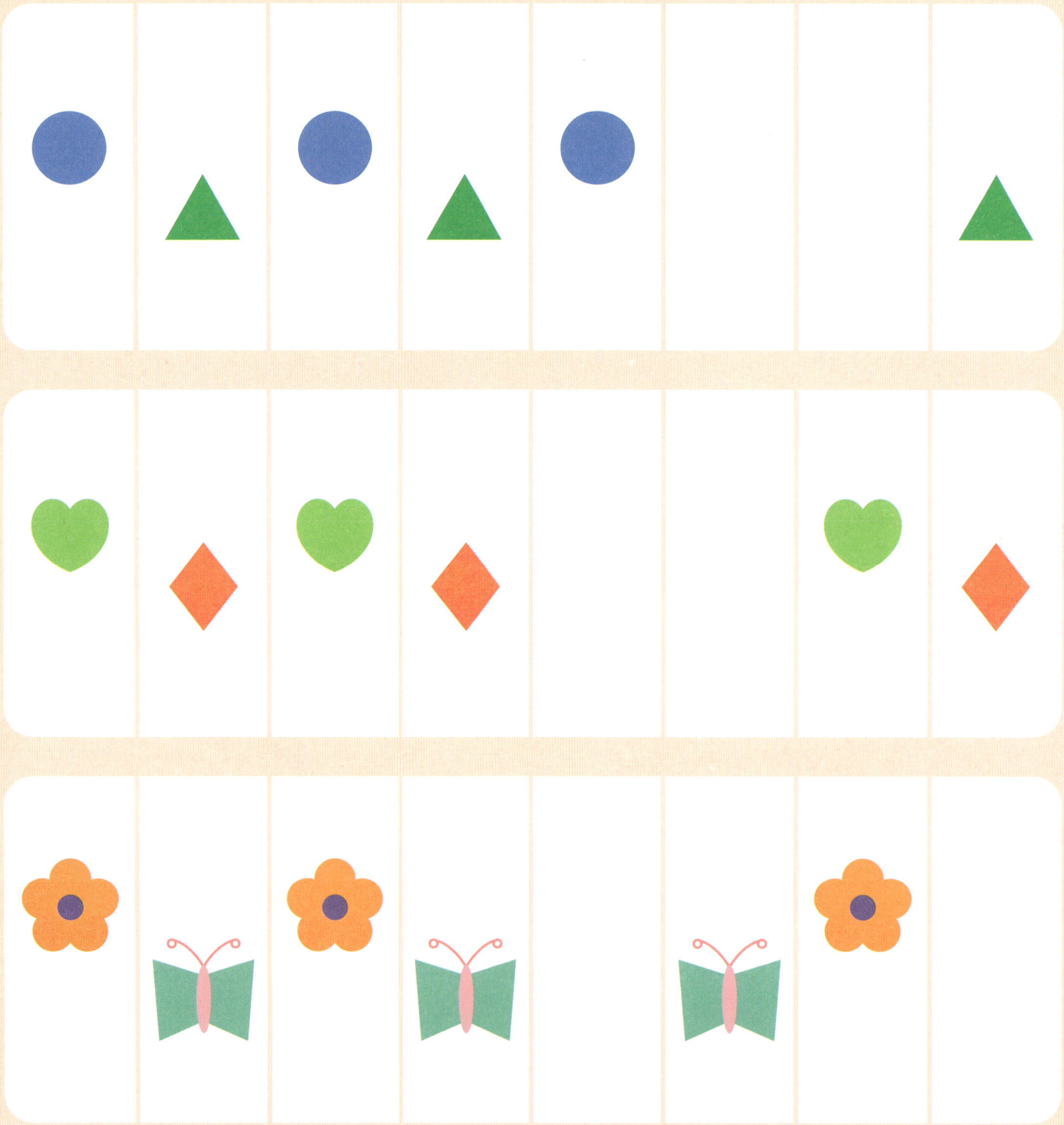

년 월 일 요일 이름

암행어사 몽룡이 출두하자 사람들은 "암행어사 출두야!" 하고 외쳤어요. 아래 글자를 예쁘게 색칠하고 큰 소리로 외쳐 보세요.

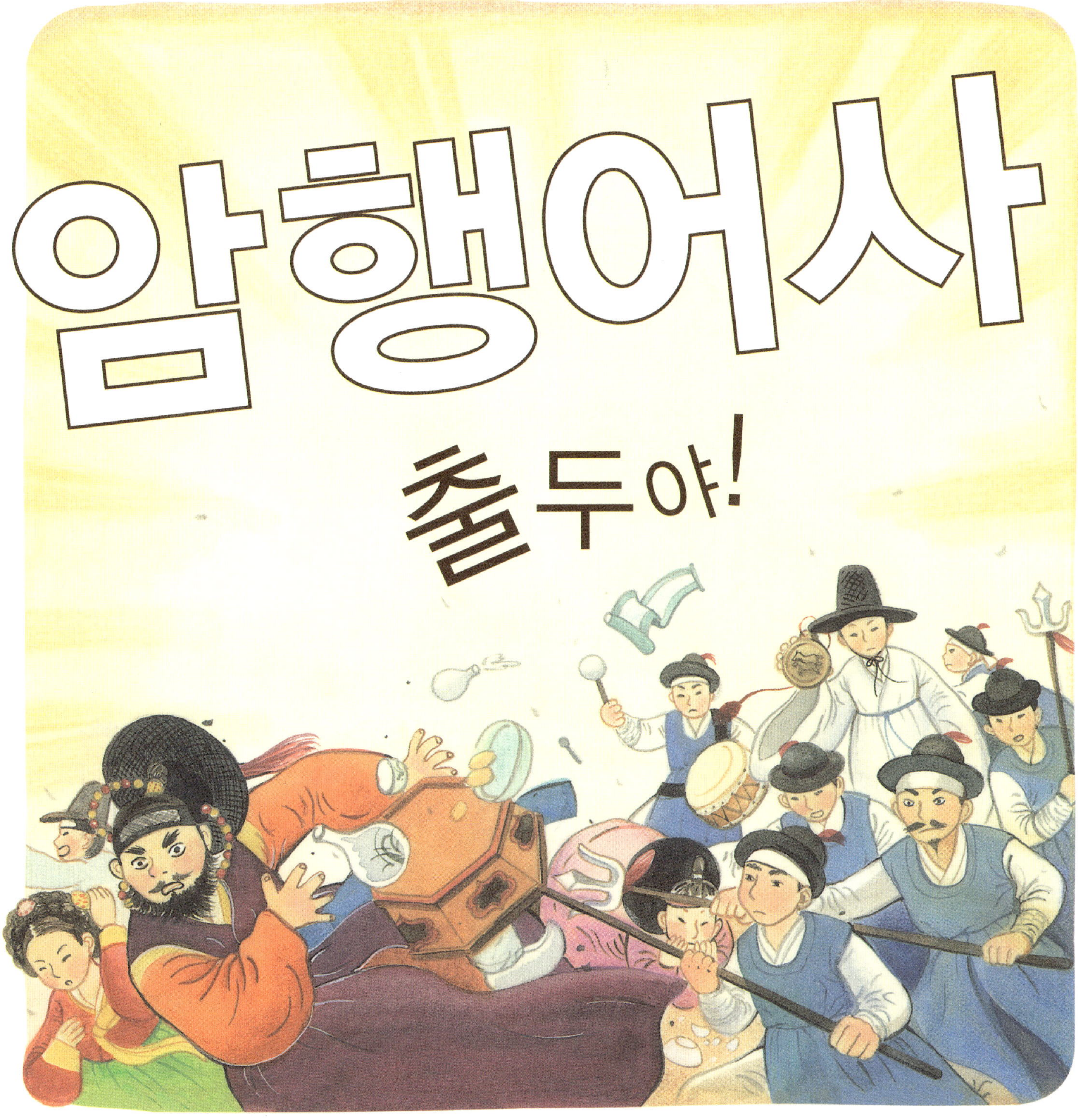

 왼쪽에서 오른쪽으로 선을 그어서 점과 점을 연결해 보세요.

년   월   일   요일 이름

✏️ 암행어사 몽룡은 옥에 갇혀 있던 춘향을 구해 냈어요. 그 모습을 예쁘게 색칠해 보세요.

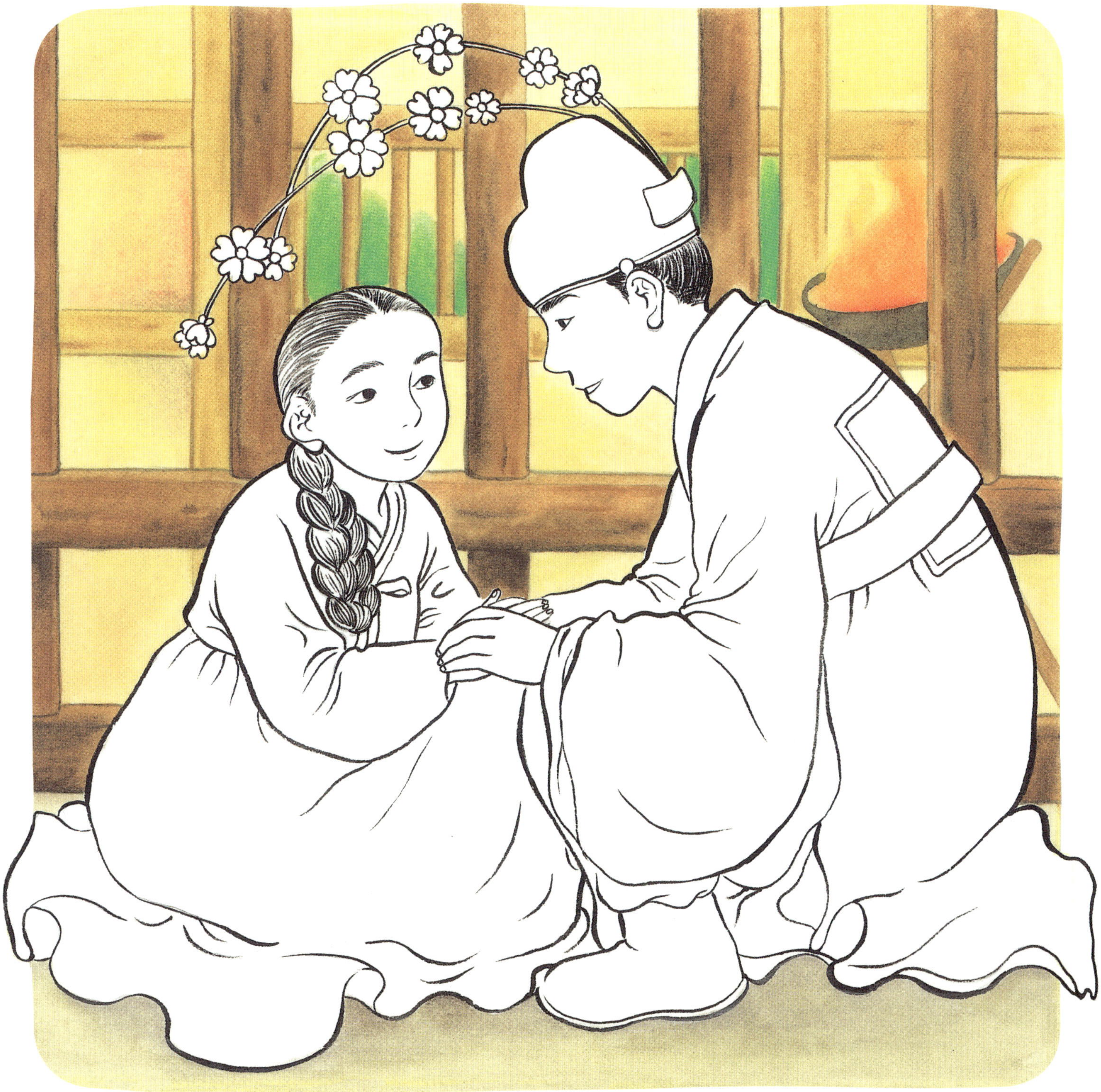

왼쪽의 그림을 잘 보고 똑같은 그림을 오른쪽에서 찾아 ○ 해 보세요.

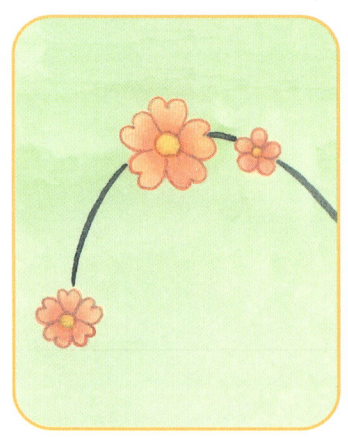 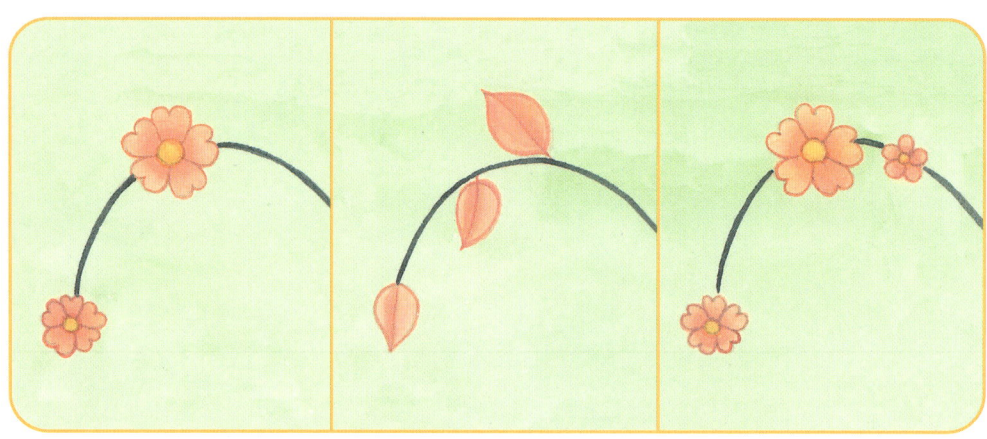

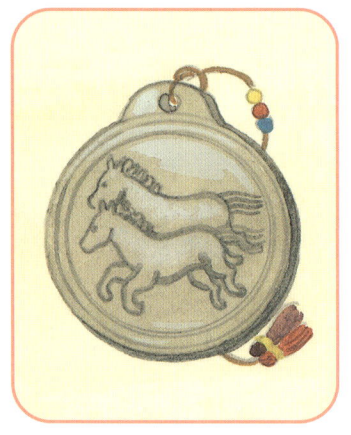 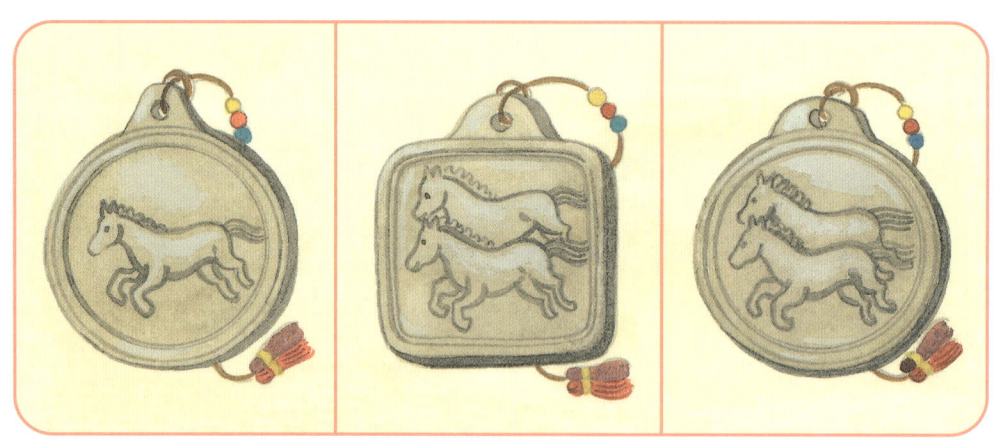

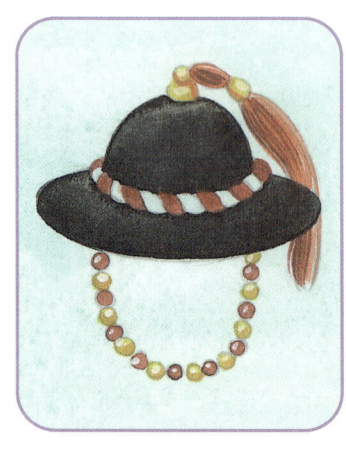 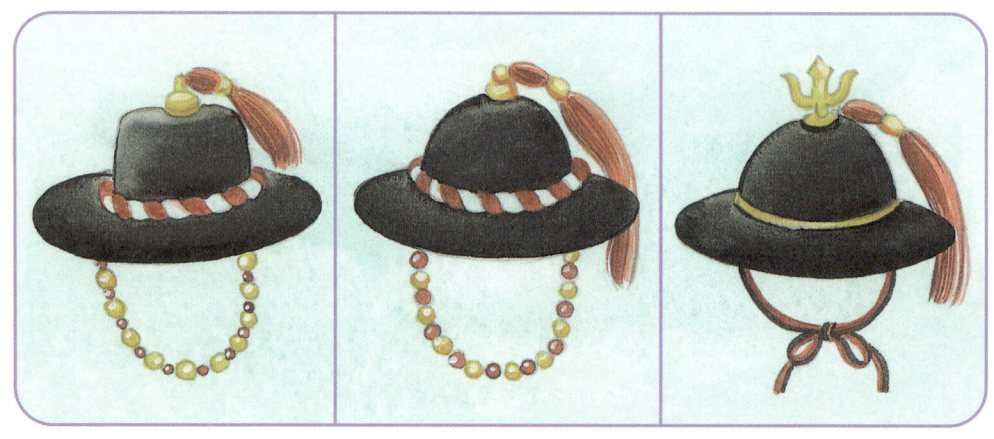

춘향과 몽룡이 전통 혼례를 올렸어요. 신랑과 신부를 예쁘게 색칠하고, 알맞은 탈것을 선으로 연결해 보세요.

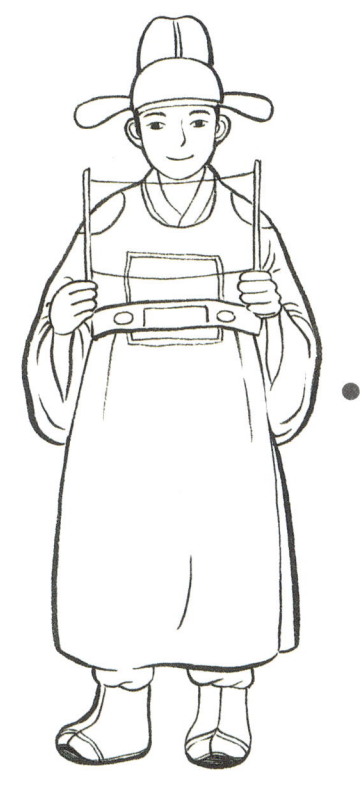
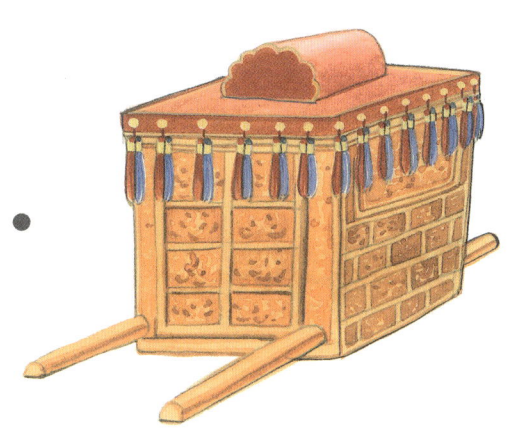
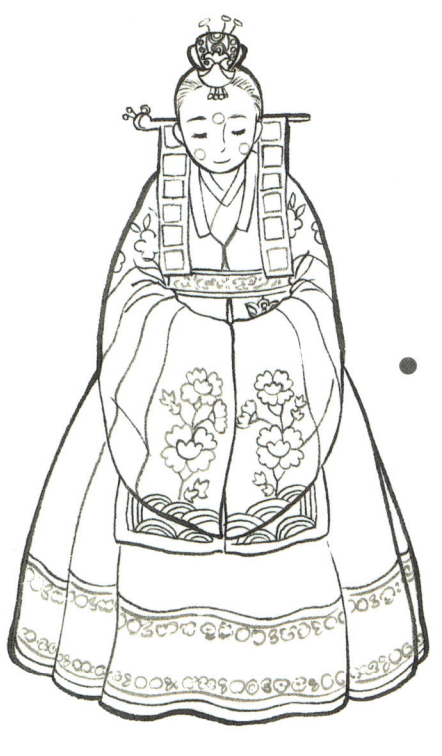
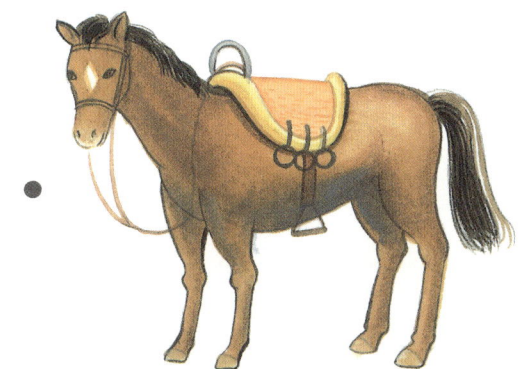

아래 속담을 잘 보고 빈칸에 들어갈 알맞은 말을 보기 에서 골라 써 보세요.

> 보기
> 소   굴뚝   등잔
> 장날   오는 말

- 가는 말이 고와야 _____ 이 곱다.

- _____ 잃고 외양간 고친다.

- _____ 밑이 어둡다.

- 아니 땐 _____ 에 연기 날까.

- 가는 날이 _____ 이다.

27

년 월 일 요일 이름

춘향과 몽룡의 혼례식에 사용된 악기의 이름을 잘 보고, 알맞은 악기를 선으로 연결해 보세요.

징 •	• 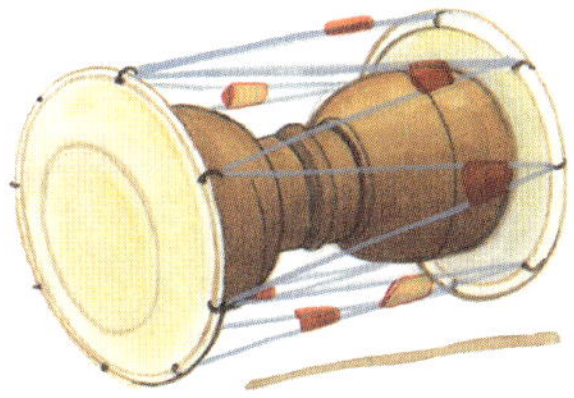
꽹과리 •	•
장구 •	•
북 •	•
가야금 •	•
해금 •	•

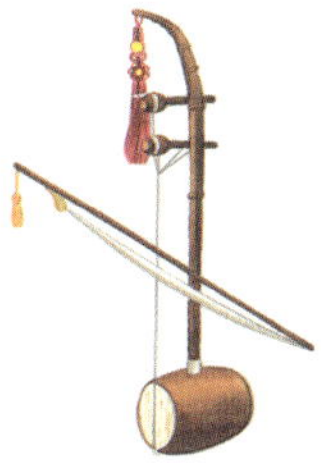

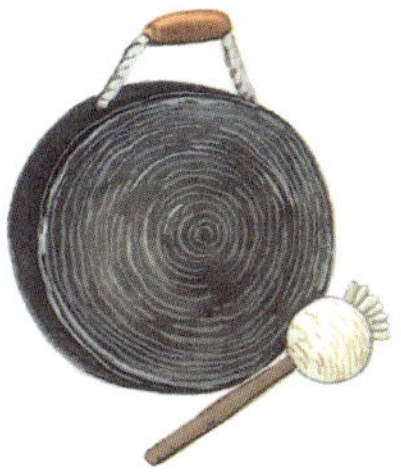

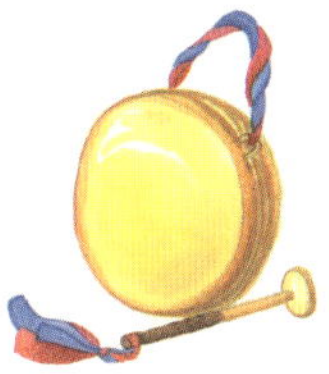

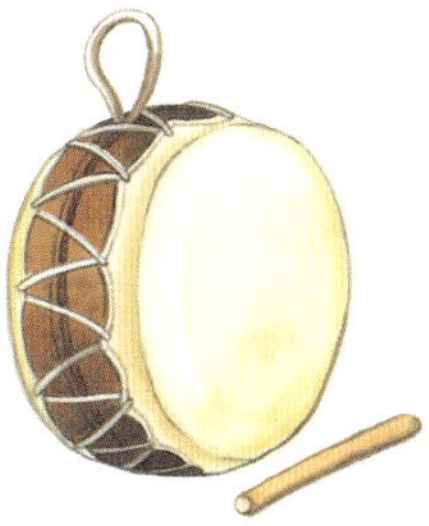

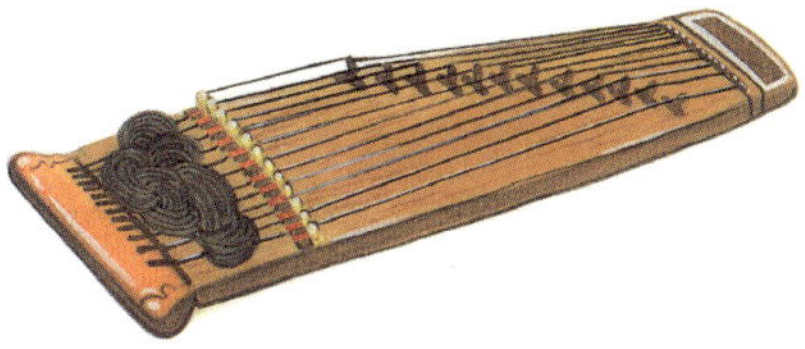

빈칸에 알맞은 숫자를 써서 1부터 100까지 순서대로 완성해 보세요.

1	2	3			6		8		10
11		13	14	15		17			20
21	22			25	26		28	29	
	32	33		35		37			40
41		43	44		46		48		50
51			54	55	56			59	60
	62		64		66	67		69	
71		73		75	76		78	79	
81	82		84		86	87	88		
91		93	94	95			98	99	

28

년 월 일 요일 이름

춘향과 몽룡은 삼남 이녀를 낳고 행복하게 살았어요. 춘향과 몽룡의 백년해로를 기원하며 아래 그림을 예쁘게 색칠해 보세요.

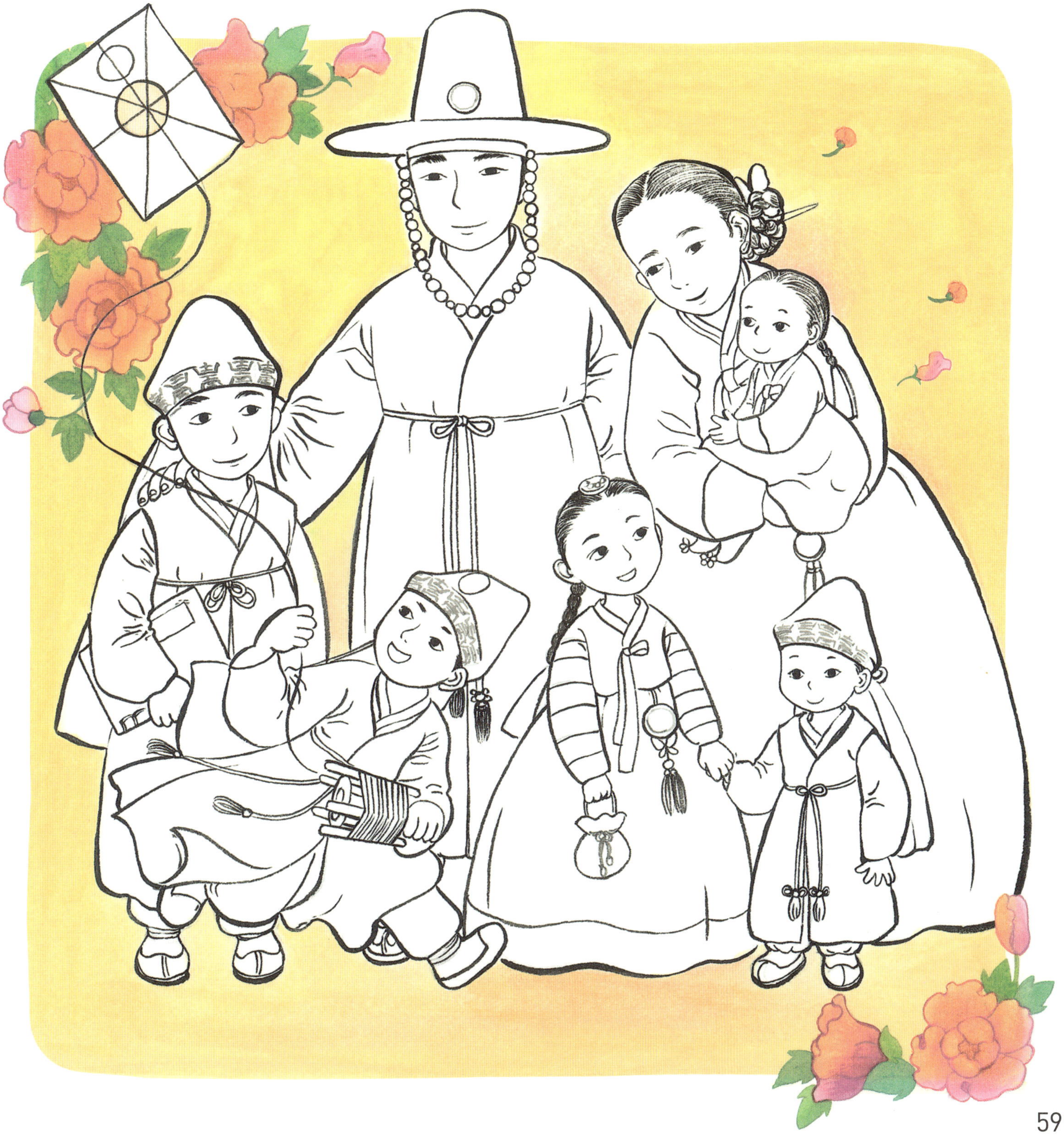

28

✏️ 아래 물음에 알맞은 답을 말하고 빈칸에 써 보세요.

✏️ <춘향전>에 나오는 두 주인공의 이름은 무엇인가요?

_____ , _____

✏️ 춘향과 몽룡의 하인 이름은 각각 무엇인가요?

_____ , _____

✏️ 춘향과 몽룡이 처음 만났을 때 춘향은 무엇을 하고 있었나요?

_____

✏️ 몽룡이 떠난 뒤 춘향에게 수청을 들라고 한 사람은 누구인가요?

_____

✏️ 몽룡은 장원 급제를 하여 무엇이 되어 돌아왔나요?

_____

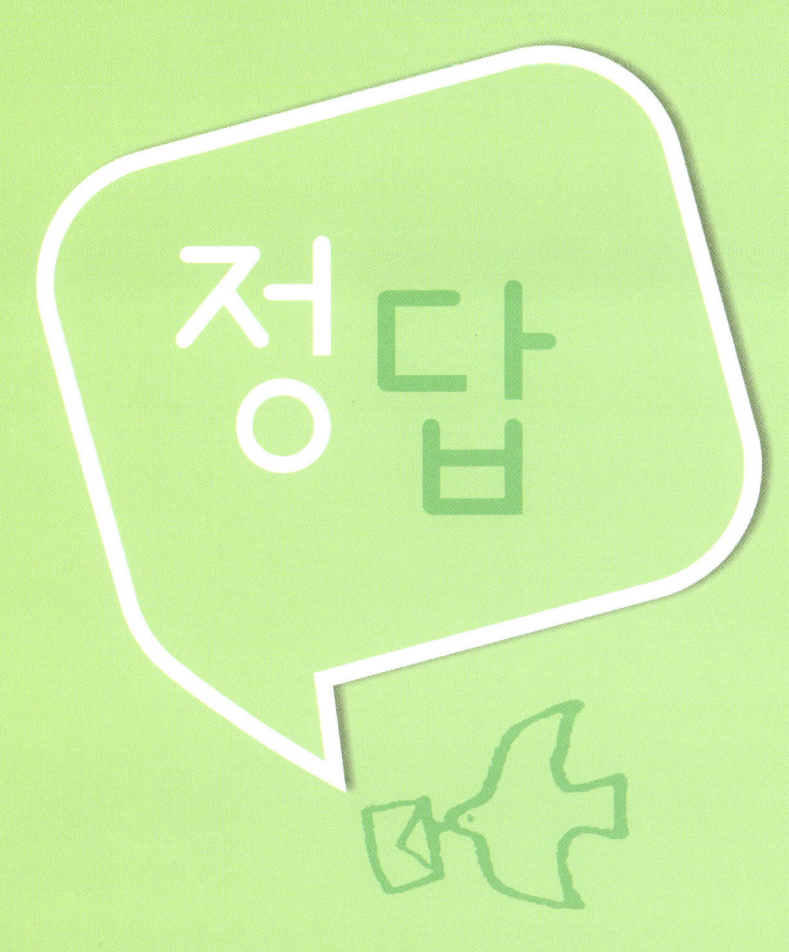

1. 색칠 예시

🖊 〈춘향전〉에 나오는 두 주인공의 이름을 말해 보세요.   성춘향 이몽룡

🖊 주인공의 이름을 예쁘게 색칠해 보세요.

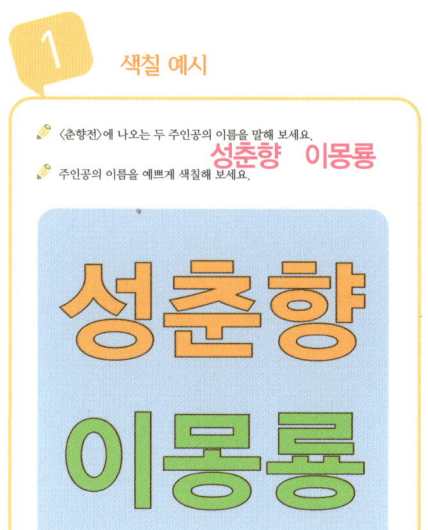

2.

🖊 춘향과 몽룡은 어느 계절에 만났는지 말하고 빈칸에 써 보세요.   봄

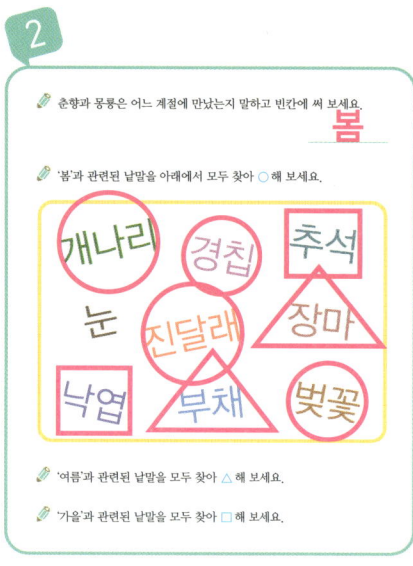

🖊 '봄'과 관련된 낱말을 아래에서 모두 찾아 ○해 보세요.

🖊 '여름'과 관련된 낱말을 모두 찾아 △해 보세요.

🖊 '가을'과 관련된 낱말을 모두 찾아 □해 보세요.

4. 색칠 예시

🖊 아래에서 춘향이 사용하던 빗을 모두 찾아 예쁘게 색칠해 보세요.

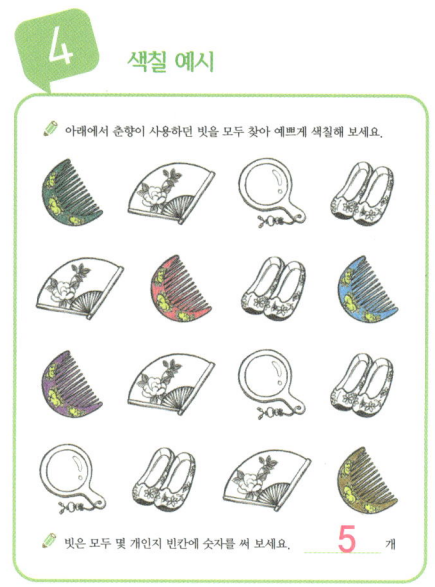

🖊 빗은 모두 몇 개인지 빈칸에 숫자를 써 보세요.   5 개

1.

🖊 아래 이야기를 잘 읽고 '춘향'이라는 이름이 나올 때마다 박수를 쳐 보세요.

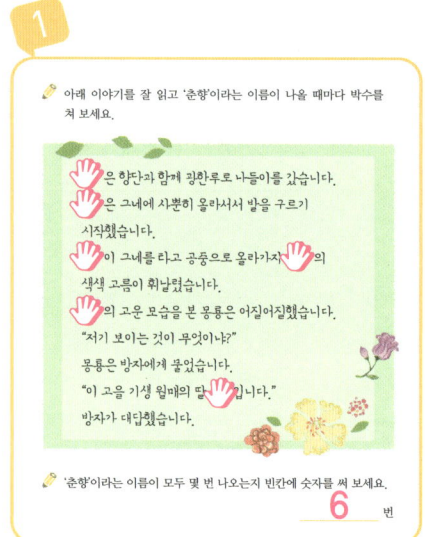

🖊 '춘향'이라는 이름이 모두 몇 번 나오는지 빈칸에 숫자를 써 보세요.   6 번

3. 색칠 예시

🖊 몽룡의 모습을 예쁘게 색칠해 보세요.

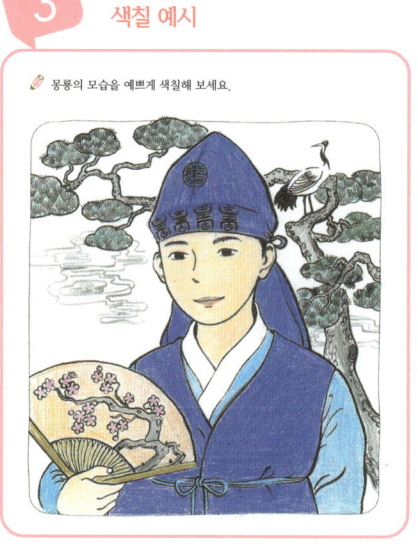

4.

🖊 춘향과 몽룡이 처음 만났을 때 춘향의 나이는 16세였어요. 점선을 따라 1부터 16까지 숫자를 써 보세요.

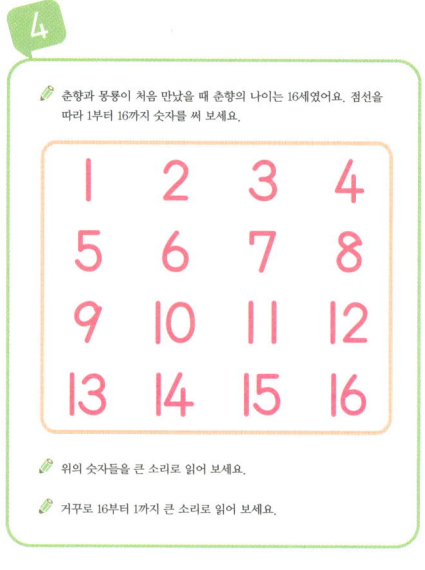

🖊 위의 숫자들을 큰 소리로 읽어 보세요.

🖊 거꾸로 16부터 1까지 큰 소리로 읽어 보세요.

2. 색칠 예시

🖊 춘향의 모습을 예쁘게 색칠해 보세요.

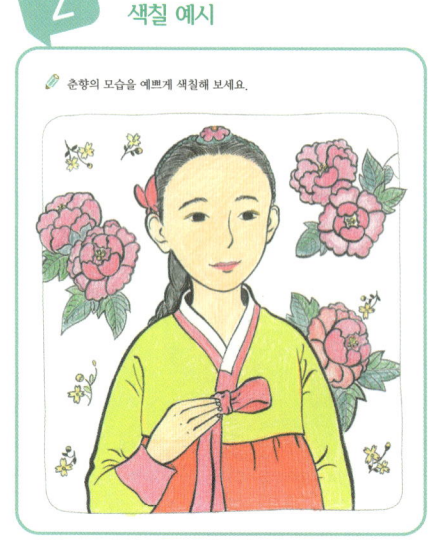

3.

🖊 〈춘향전〉의 주인공은 춘향과 몽룡 두 사람이에요. 숫자 '2'를 아래에서 모두 찾아 ○해 보세요.

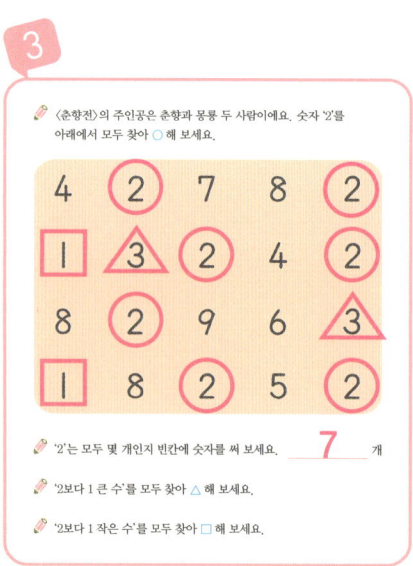

🖊 '2'는 모두 몇 개인지 빈칸에 숫자를 써 보세요.   7 개

🖊 '2보다 1 큰 수'를 모두 찾아 △해 보세요.

🖊 '2보다 1 작은 수'를 모두 찾아 □해 보세요.

5. 색칠 예시

🖊 아래에서 몽룡이 사용하던 부채를 모두 찾아 예쁘게 색칠해 보세요.

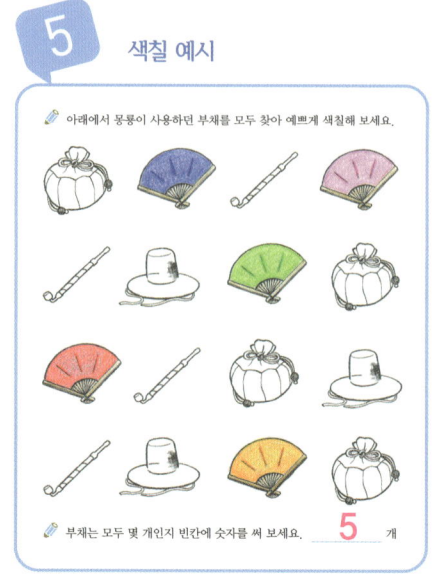

🖊 부채는 모두 몇 개인지 빈칸에 숫자를 써 보세요.   5 개

과 같이 큰 번호는 앞면을, 1과 같이 작은 번호는 뒷면을 나타냅니다.

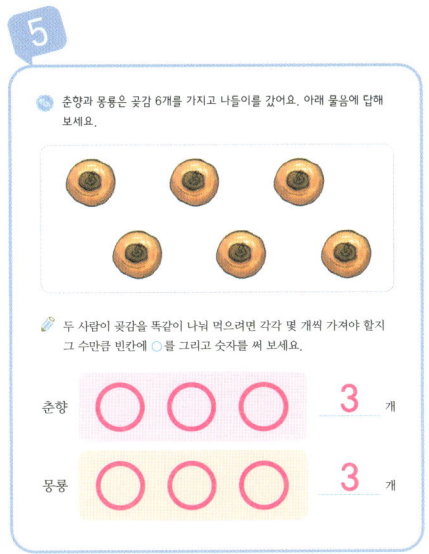

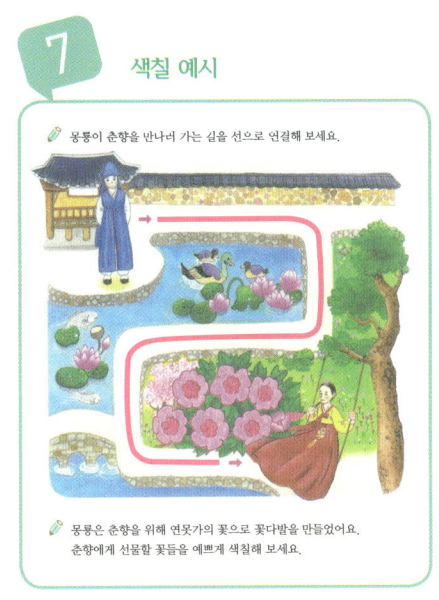

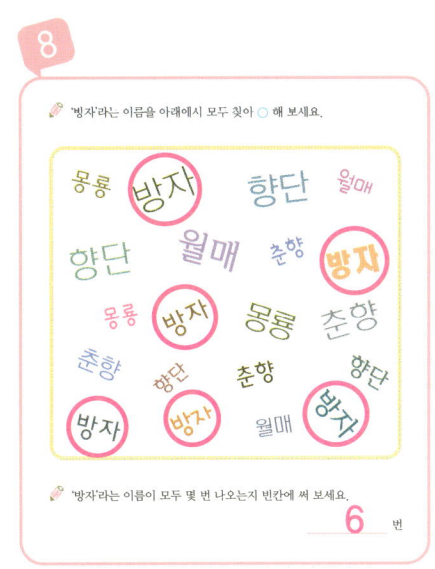

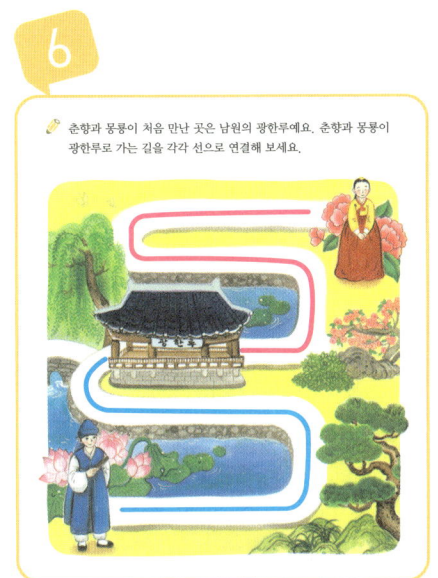

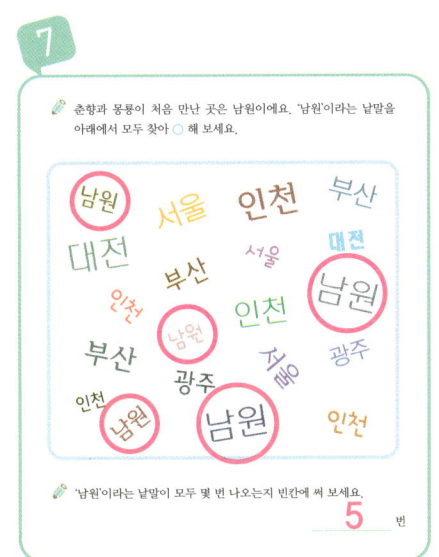

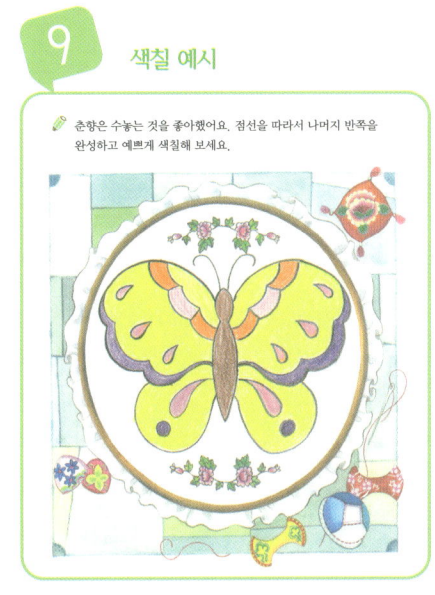

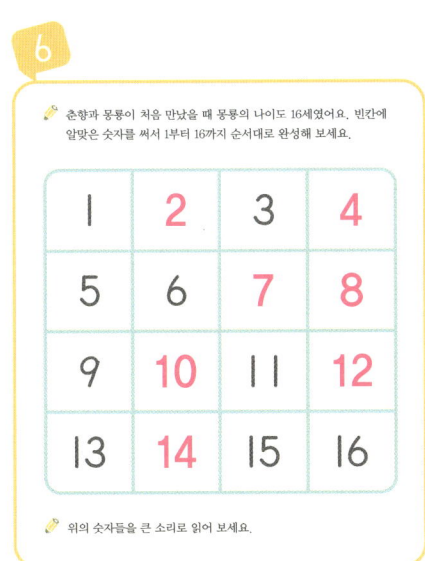

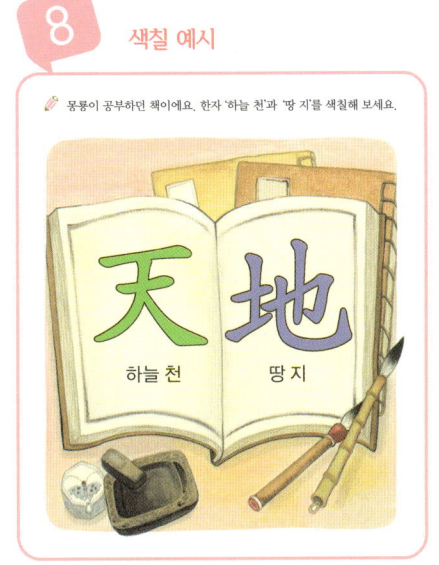

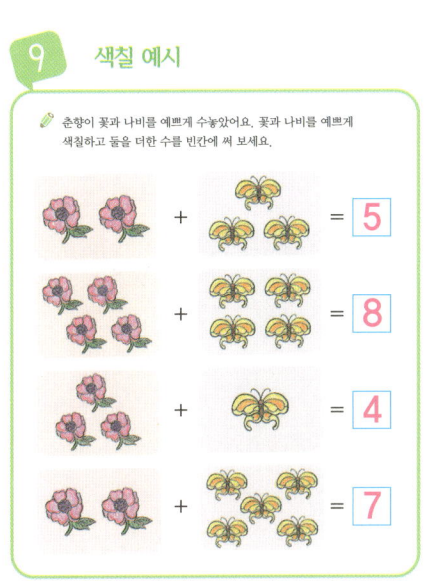

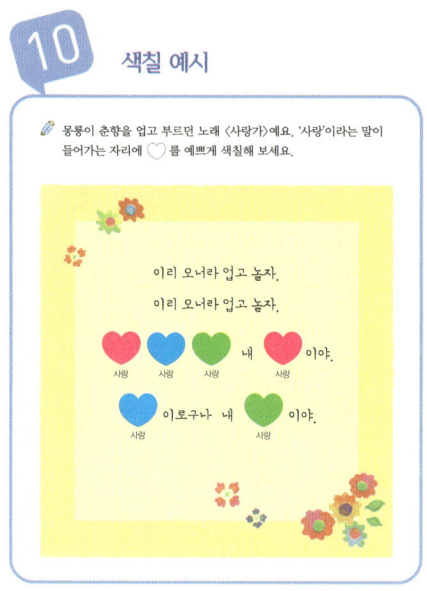
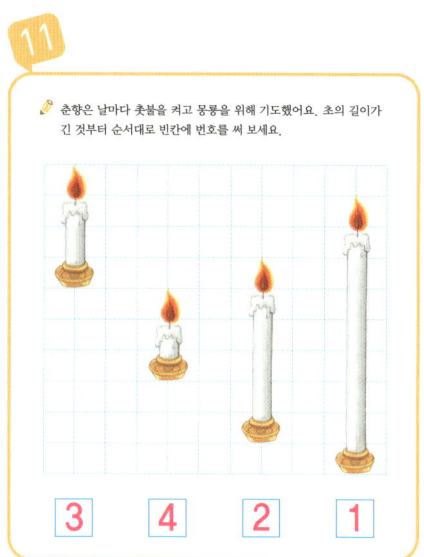
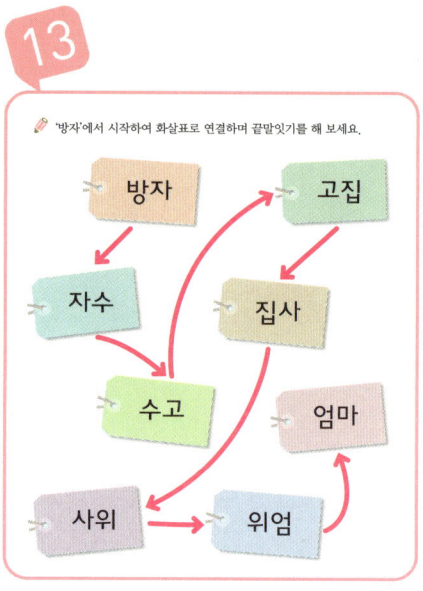
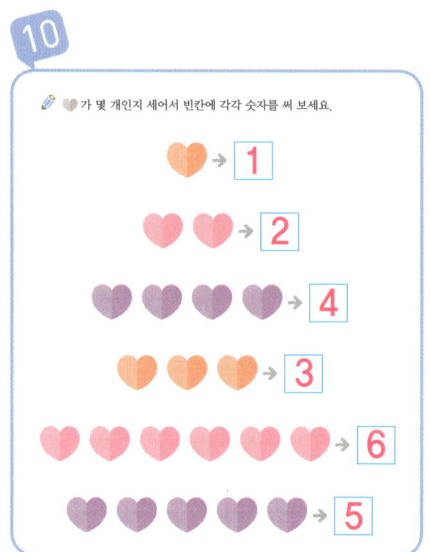
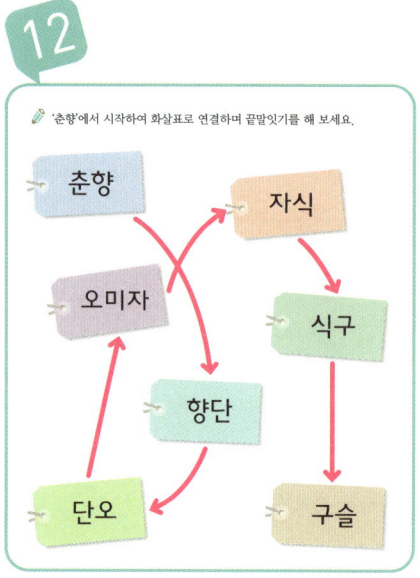
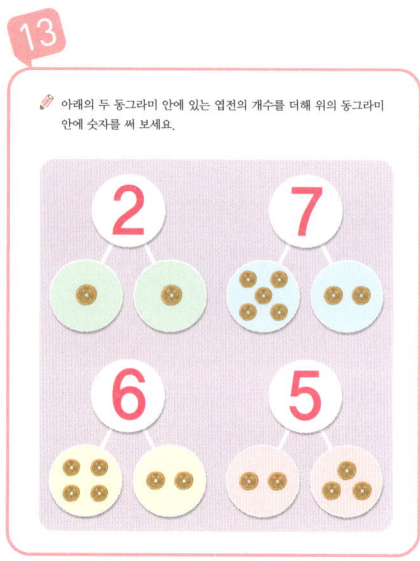
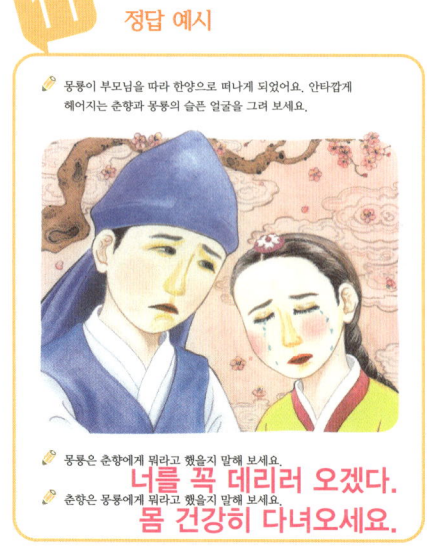
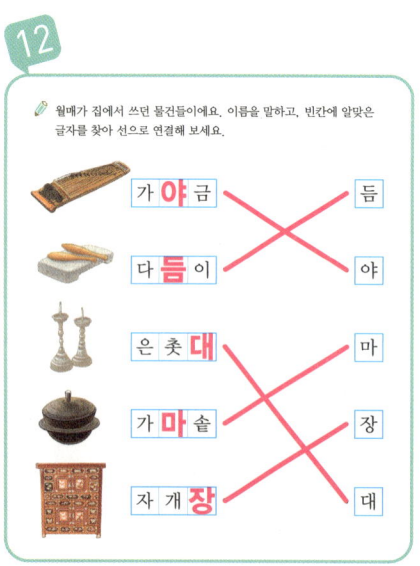
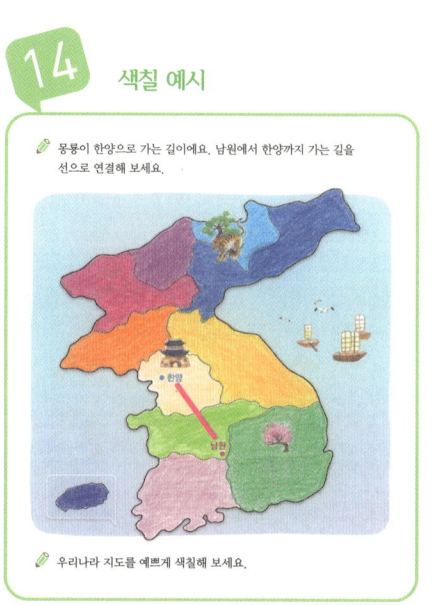

과 같이 큰 번호는 앞면을, 1 과 같이 작은 번호는 뒷면을 나타냅니다.

14 색칠 예시

춘향의 댕기를 잘 보고 아래 물음에 답해 보세요.

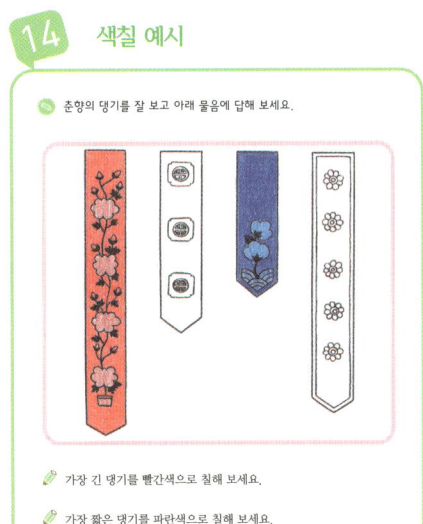

✏️ 가장 긴 댕기를 빨간색으로 칠해 보세요.
✏️ 가장 짧은 댕기를 파란색으로 칠해 보세요.

16 색칠 예시

춘향은 몽룡이 두고 간 물건들을 보며 몽룡을 그리워했어요. 몽룡의 물건들을 예쁘게 색칠해 보세요.

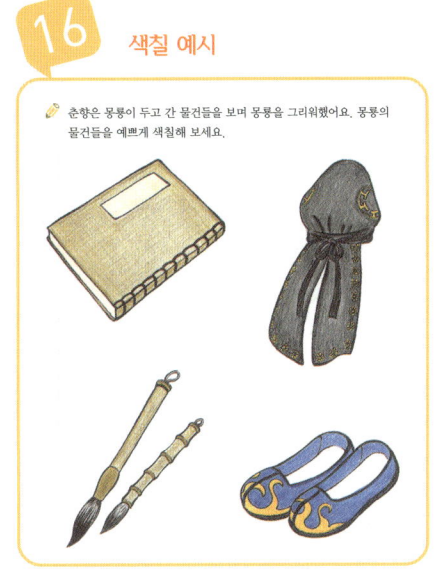

17

앞 장에서 색칠한 춘향의 물건들을 아래에서 모두 찾아 ○ 해 보세요.

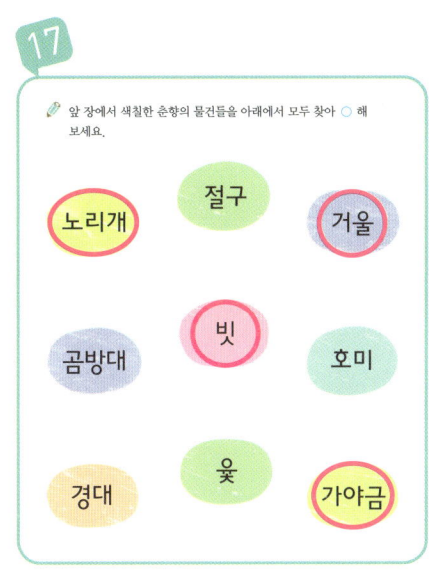

15 색칠 예시

몽룡이 한양으로 가는 길에 본 것들을 예쁘게 색칠해 보세요.

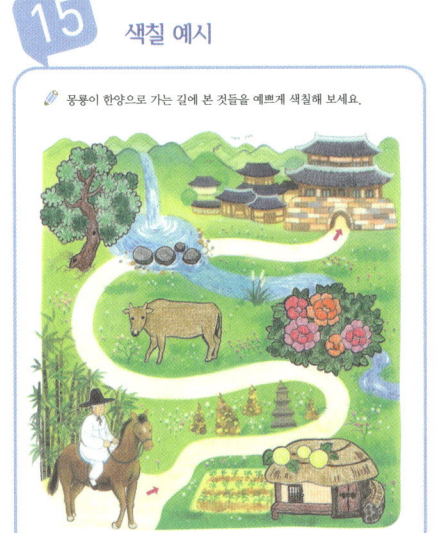

16

앞 장에서 색칠한 몽룡의 물건들을 아래에서 모두 찾아 ○ 해 보세요.

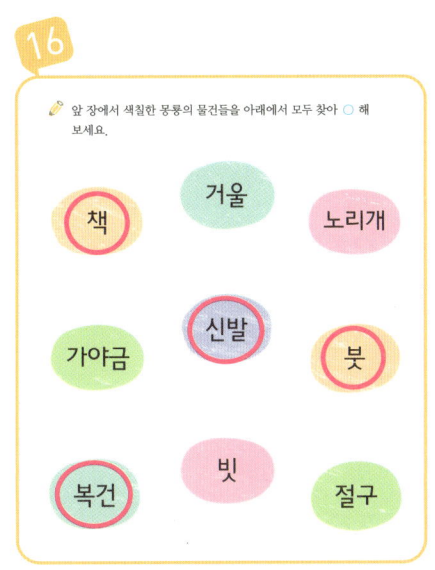

18 그림 예시

새로 부임한 변 사또는 춘향에게 수청을 들라고 했어요. 춘향이 거절하자 화가 난 변 사또의 표정을 그려 보세요.

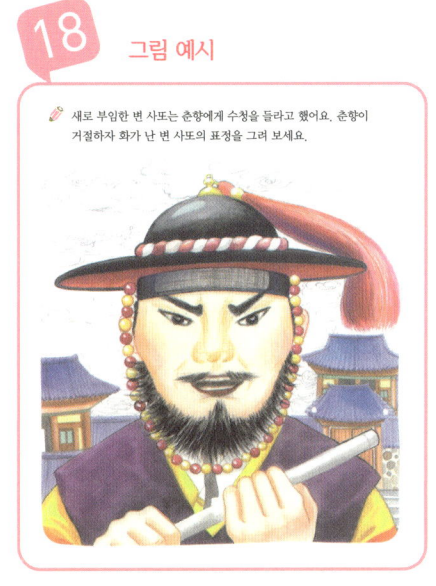

15

앞 장에서 몽룡이 한양으로 가는 길에 본 것들을 아래에서 모두 찾아 ○ 해 보세요.

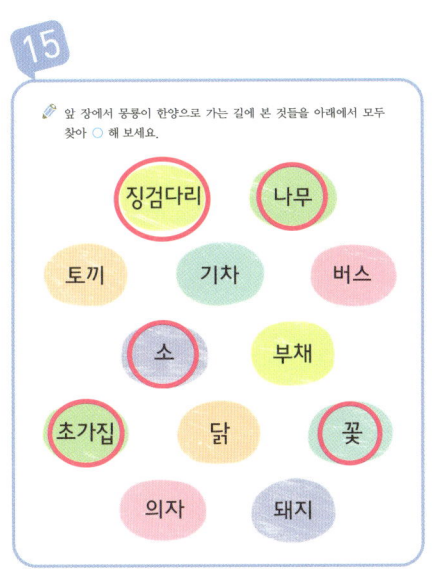

17 색칠 예시

몽룡은 춘향을 그리워했어요. 춘향이 사용하던 물건들을 예쁘게 색칠해 보세요.

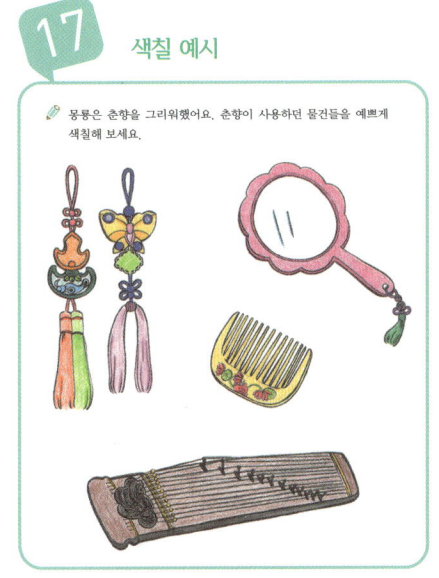

18

춘향이 사용하던 거울의 모양을 잘 보고 아래 물음에 답해 보세요.

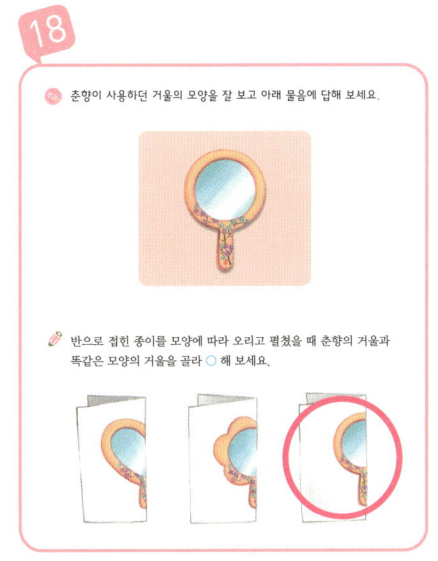

✏️ 반으로 접힌 종이를 모양에 따라 오리고 펼쳤을 때 춘향의 거울과 똑같은 모양의 거울을 골라 ○ 해 보세요.

19
춘향의 마음은 일편단심 몽룡을 향하고 있어요. 춘향이 몽룡에게 가는 길을 선으로 연결해 보세요.

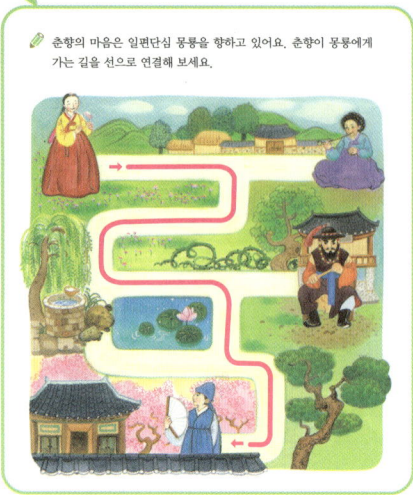

20
왼쪽에 놓여 있는 어사화의 위치를 잘 보고, 오른쪽에 똑같이 그려 보세요.

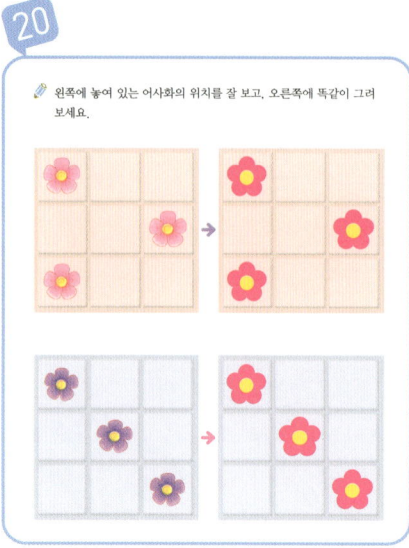

22 그림 예시
어르신의 생신날 가장 맛있었던 음식을 생각해서 빈 접시에 그려 보세요.

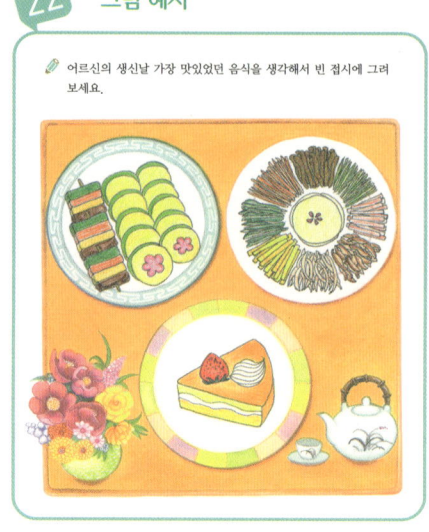

19
전국의 인재들이 한양에 모여 과거 시험을 쳤어요. 빈칸에 알맞은 답을 써서 덧셈과 뺄셈 시험을 쳐 보세요.

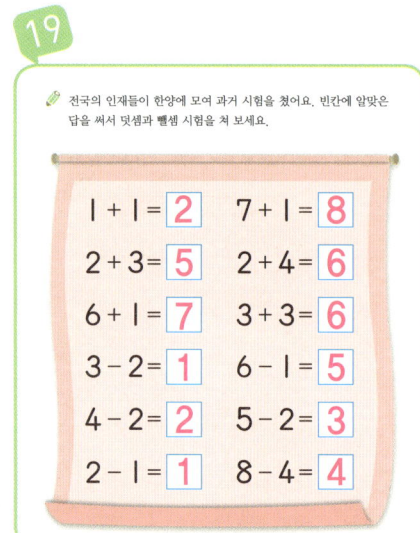

1 + 1 = 2   7 + 1 = 8
2 + 3 = 5   2 + 4 = 6
6 + 1 = 7   3 + 3 = 6
3 − 2 = 1   6 − 1 = 5
4 − 2 = 2   5 − 2 = 3
2 − 1 = 1   8 − 4 = 4

21
몽룡은 암행어사가 되어 남원으로 향했어요. 남원으로 가는 길에 들른 주막의 차림표를 잘 보고 아래 물음에 답해보세요.

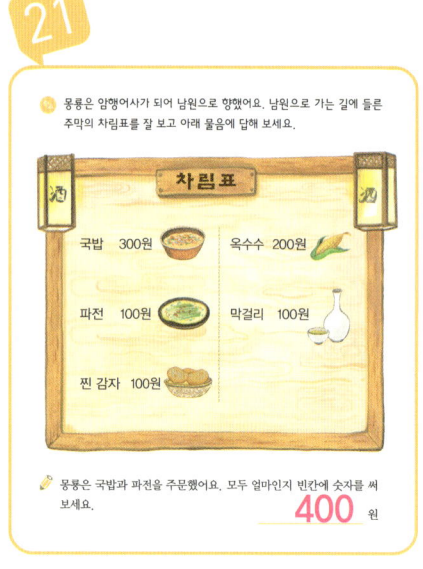

몽룡은 국밥과 파전을 주문했어요. 모두 얼마인지 빈칸에 숫자를 써 보세요.
400 원

23 색칠 예시
변 사또의 생일잔치가 한창일 때 암행어사 몽룡이 출두했어요. 몽룡의 마패를 예쁘게 색칠해 보세요.

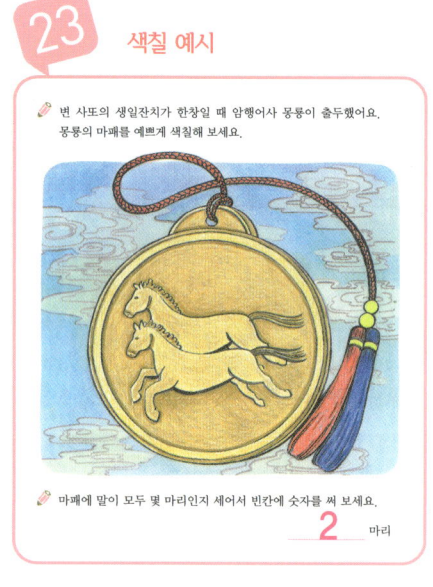

마패에 말이 모두 몇 마리인지 세어서 빈칸에 숫자를 써 보세요.
2 마리

20 색칠 예시
몽룡은 드디어 장원 급제를 했어요. 점선을 따라 어사화를 그리고 그림을 예쁘게 색칠해 보세요.

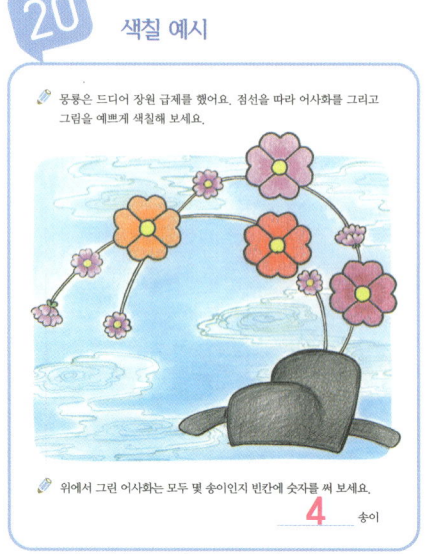

위에서 그린 어사화는 모두 몇 송이인지 빈칸에 숫자를 써 보세요.
4 송이

21
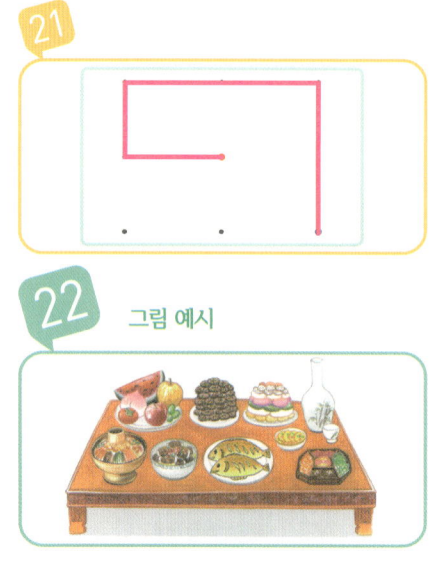

22 그림 예시

23
모양이 놓여 있는 순서를 잘 보고, 빈칸에 각각 알맞은 모양을 그려 보세요.

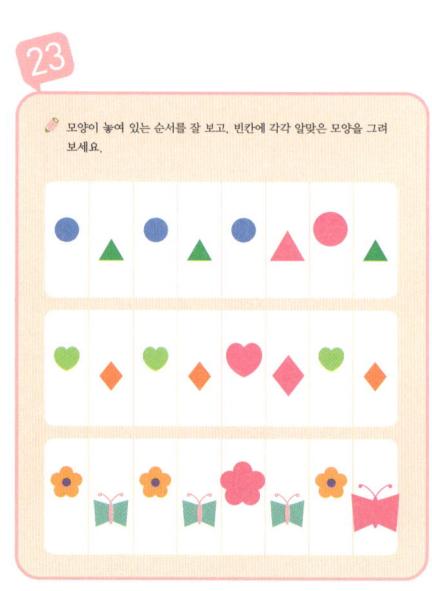

과 같이 큰 번호는 앞면을,  과 같이 작은 번호는 뒷면을 나타냅니다.

24 색칠 예시

암행어사 몽룡이 출두하자 사람들은 "암행어사 출두야!" 하고 외쳤어요. 아래 글자를 예쁘게 색칠하고 큰 소리로 외쳐 보세요.

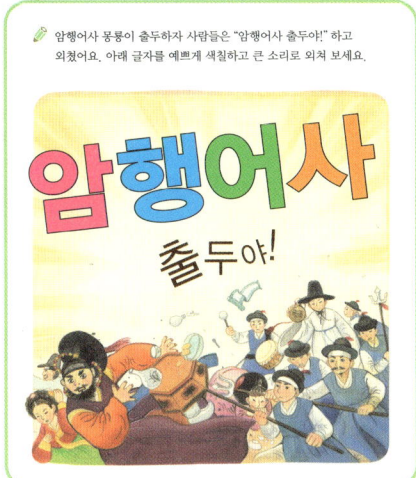

25

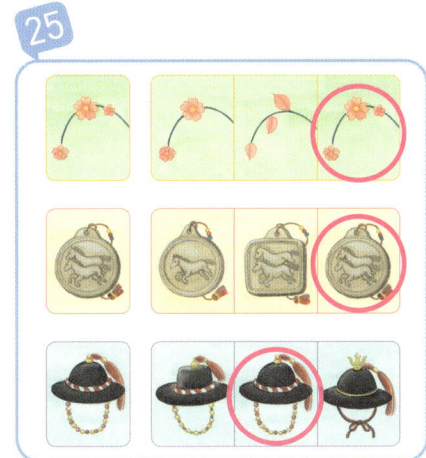

27

빈칸에 알맞은 숫자를 써서 1부터 100까지 순서대로 완성해 보세요.

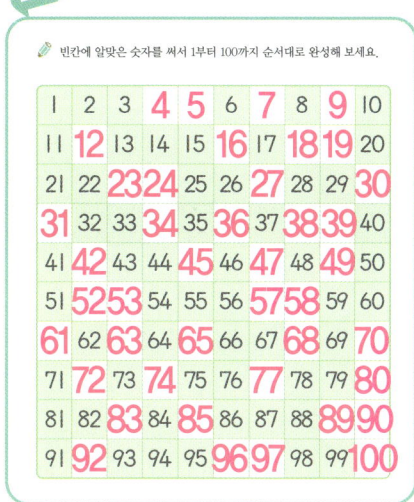

24

원쪽에서 오른쪽으로 선을 그어서 점과 점을 연결해 보세요.

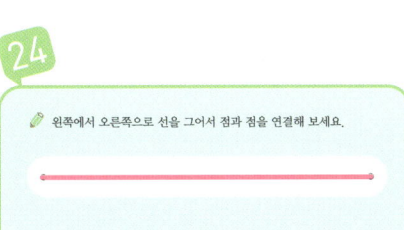

26 색칠 예시

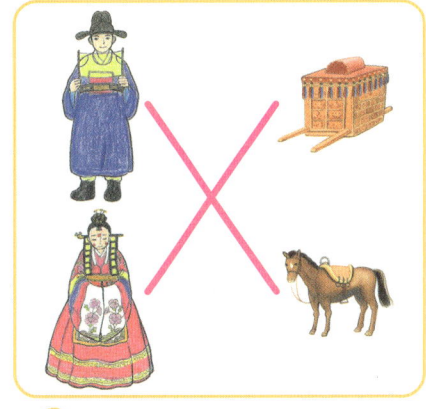

28 색칠 예시

춘향과 몽룡은 삼남 이녀를 낳고 행복하게 살았어요. 춘향과 몽룡의 백년해로를 기원하며 아래 그림을 예쁘게 색칠해 보세요.

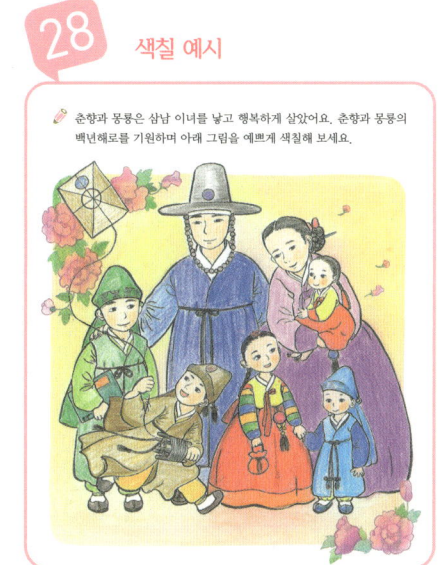

26

- 가는 말이 고와야 **오는 말** 이 곱다.
- **소** 잃고 외양간 고친다.
- **등잔** 밑이 어둡다.
- 아니 땐 **굴뚝** 에 연기 날까.
- 가는 날이 **장날** 이다.

25 색칠 예시

암행어사 몽룡은 옥에 갇혀 있던 춘향을 구해 냈어요. 그 모습을 예쁘게 색칠해 보세요.

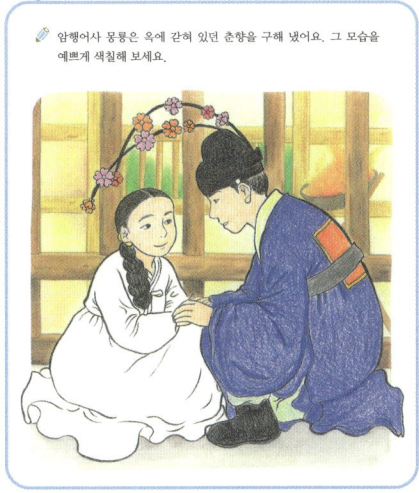

27

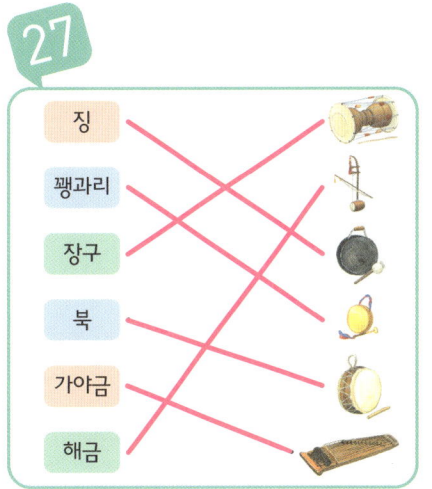

28

아래 물음에 알맞은 답을 말하고 빈칸에 써 보세요.

〈춘향전〉에 나오는 두 주인공의 이름은 무엇인가요?
성춘향 , **이몽룡**

춘향과 몽룡의 하인 이름은 각각 무엇인가요?
향단 , **방자**

춘향과 몽룡이 처음 만났을 때 춘향은 무엇을 하고 있었나요?
그네를 타고 있었다

몽룡이 떠난 뒤 춘향에게 수청을 들라고 한 사람은 누구인가요?
변 사또

몽룡은 장원 급제를 하여 무엇이 되어 돌아왔나요?
암행어사

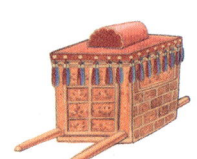

이야기와 함께하는 시니어 두뇌훈련❶
춘향전

2022년 4월 11일 인쇄 | 2022년 4월 18일 펴냄
지은이 신혜원 | **그림** 주성희 | **기획** (주)롱라이프그린케어 | **편집·디자인** 기탄교육연구소
펴낸이 안은자 | **펴낸곳** (주)기탄출판 | **주소** 06698 서울특별시 서초구 효령로 40 기탄출판센터
전화 (02)586-1007 | **팩스** (02)586-2337 | **홈페이지** www.gitan.co.kr

⚠ 책모서리에 다칠 수 있으니 주의하시기 바랍니다. 부주의로 인한 사고의 경우 책임을 지지 않습니다.

ⓒ2015 신혜원, (주)롱라이프그린케어. All rights reserved.
이 책의 무단 전재와 복제를 금합니다.